MAIGRIR EN GRANDE FORME

DU MÊME AUTEUR

Le Nouveau Guide du bien maigrir, Odile Jacob, 1996.
La Cuisine du bien maigrir (nouvelle édition), Odile Jacob, 1998.

Avec Dominique Laty :
Le Grand Livre de la forme, Odile Jacob, 1997.

Avec Anne-Marie Dartois et Marielle du Fraysseix :
Guide de l'alimentation de l'enfant, Odile Jacob, 1998.

Dr JACQUES FRICKER

MAIGRIR EN GRANDE FORME

avec le concours
d'Anne DEVILLE-CAVELLIN
pour les recettes

EDITIONS
ODILE JACOB

15, RUE SOUFFLOT, 75005 PARIS
http://www.odilejacob.fr

ISBN 2-7381-0679-X

Sommaire

Introduction

Avec ce livre, je vous invite à maigrir en grande forme, en mangeant de façon optimale pour votre santé, votre moral et vos performances physiques et intellectuelles.

Suivez-moi pas à pas et vous parviendrez à maigrir tout en maîtrisant votre faim : petit à petit, vous apprendrez à adapter vos repas à vos sensations internes. Car il n'existe pas de méthode universelle, valable pour tous, et chacun peut choisir les quantités de nourriture qui lui conviennent. De même, vous pourrez perdre du poids à votre rythme, rapidement ou plus calmement, selon votre choix.

Mon objectif est aussi de vous proposer une méthode, à la fois simple et souple, qui s'adapte à votre mode de vie et non l'inverse. Car souvent, les régimes se vivent sous le mode de la contrainte et de la « marginalisation » : plus d'invitations, plus de repas en famille, plus de déjeuners d'affaires, etc. Avec ma méthode, vous pourrez dîner en famille sans faire « menu à part », aller au restaurant et vivre sans culpabilité les moments de convivialité qui se jouent autour des repas.

Enfin, pour maigrir avec le sourire sans avoir l'impression d'être « au régime », j'ai constamment cherché à privilégier les saveurs et tout ce qui peut satisfaire le plaisir de manger. Ainsi, vous changerez naturellement votre façon de manger, sans ressentir cela comme une contrainte, et par conséquent, vous réussirez plus facilement à stabiliser votre poids après avoir maigri.

Pour réunir dans une même méthode autant d'atouts souvent considérés comme incompatibles, je me suis inspiré de mon expérience de chercheur dans le domaine de la nutrition ainsi que des études scientifiques les plus récentes.

Mais j'ai aussi et surtout écouté, depuis plusieurs années, les milliers de patients qui m'ont fait partager leurs attentes vis-à-vis d'un régime à la fois efficace, facile à suivre, adapté au monde d'aujourd'hui et sans risque pour la santé.

CHAPITRE 1

Bousculez les idées reçues

Les idées reçues sont nombreuses dans le domaine de la nutrition, en particulier sur les questions d'amaigrissement. Elles émanent tantôt d'une interprétation trop rapide des travaux scientifiques, tantôt des allégations des chantres des régimes miracles. Pour qui cherche à perdre du poids, ces idées reçues ont au moins trois inconvénients : elles culpabilisent celui qui s'en écarte ; elles sont contraignantes, sans réel bénéfice pour celui qui s'y assujettit ; elles sont un obstacle à l'efficacité de conseils réellement pertinents.

Ma première démarche sera de vous aider à y voir plus clair, afin que vous puissiez ensuite mieux vous consacrer à l'essentiel.

Idée reçue n° 1 :

« Il faut moins manger le soir qu'à midi »

L'une des opinions les plus répandues consiste à penser que pour maigrir, il faut manger très copieusement le matin, un peu moins à midi, et très peu, voire pas du tout, le soir. Pourquoi ? Parce qu'on bouge davantage pendant la journée que la nuit, et qu'ainsi, les calories des repas pris en début de journée seraient brûlées par l'activité quotidienne, contrairement à celles du dîner.

Ce raisonnement ne prend pas en compte une donnée importante qui me paraît primordiale : la durée du jeûne – c'est-à-dire le temps passé sans manger – est nettement plus longue entre le dîner et le petit déjeuner du lendemain, qu'entre le déjeuner et le dîner d'une même journée. Or la nuit, même si vous ne bougez pas, votre organisme brûle des calories pour assurer les fonctions essentielles de votre corps : votre cœur bat, vos poumons respirent, votre sang circule, votre foie fonctionne. Cette dépense d'énergie est en réalité très élevée, de nuit comme de jour, ce qui explique que vous brûlez finalement plus de calories entre la fin du dîner et le début du petit déjeuner, qu'entre le déjeuner et le dîner.

Votre repas du soir sera donc aussi bien digéré et utilisé par votre organisme que celui de midi, et j'en veux pour preuve que, lorsqu'on vous demande de faire une analyse de sang à jeun, on vous prie de vous présenter au laboratoire le matin, et non en fin d'après-midi : c'est au petit matin qu'il y a le moins de nutriments (c'est-à-dire d'éléments issus de vos repas) dans votre sang, car votre organisme a eu le temps d'épurer votre dîner pendant la nuit.

Vous devez bien comprendre que l'essentiel, pour parvenir à maigrir et pour ne pas regrossir, est de manger de façon adaptée à votre mode de vie, à vos contraintes et à vos goûts. Or, de nos jours, on consacre généralement peu de temps au déjeuner – en raison de l'activité professionnelle – alors qu'on accorde plus d'importance au dîner, tant au plan de la convivialité qu'au plan du goût : le dîner est un moment privilégié de détente, de plaisir et de partage avec ses proches. De plus, bien dîner permet généralement de mieux dormir, car les hormones de la digestion apaisent et facilitent la venue du sommeil. Évitez cependant de manger gras le soir : une digestion lourde rendrait inconfortable la position couchée.

> Pour toutes ces raisons, je vous conseille non pas de manger systématiquement plus le soir qu'à midi, mais de privilégier l'un ou l'autre selon vos envies et votre mode de vie, sans tenir compte des diktats de tel ou tel chantre de la diététique. À travers ce que les patients me disent, il me semble que la plupart d'entre vous souhaitent favoriser le dîner : aussi, je vous propose de maigrir en mangeant plus copieusement le soir qu'au déjeuner. Vous pourrez cependant faire l'inverse aussi souvent que vous le voudrez.

Idée reçue n° 2 :
« Il faut manger à heures fixes »

L'important n'est pas de manger à heures fixes, mais de manger trois fois par jour :

— une fois en début de journée, au lever ou dans les trois heures qui suivent,
— une fois à la mi-journée, c'est-à-dire entre 11 h 30 et 15 h 30,
— une fois le soir, la plage horaire pouvant s'étaler de 18 h à 23 h.

En fonction de l'heure à laquelle vous vous levez, en fonction de l'importance de votre matinée, en fonction de votre programme pour la soirée, en fonction tout simplement de vos disponibilités et surtout de vos envies, variez les horaires de vos repas à loisir, mais mangez au moins trois fois par jour, quitte à manger très léger, comme nous le verrons plus loin, lorsque vous avez peu d'appétit.

> Lorsqu'on fait moins de trois repas par jour, on risque, d'une part, de moins bien brûler les calories des repas par une mise au repos du métabolisme, d'autre part, de manger plus que sa faim ne le voudrait les jours suivants.

Idée reçue n° 3 :
« Il faut manger chaque jour de la même façon »

La plupart des régimes vous recommandent de manger chaque jour une quantité fixe de nourriture. Or, vos envies comme vos besoins varient d'un jour à l'autre. Et l'expérience montre que l'on maigrit parfaitement bien en mangeant certains jours modérément, d'autres jours beaucoup, d'autres enfin très peu ; l'important est de répondre aux besoins de son corps en se mettant à l'écoute de son appétit : n'hésitez pas à modifier l'abondance de vos repas d'un jour à l'autre.

On appelle nutriments les éléments nutritifs, utiles pour le corps, contenus dans les aliments. Pour la plupart des nutriments (les glucides, les lipides, les vitamines, les minéraux), l'organisme contient des réserves ou des solutions de remplacement ; il n'est donc pas rigoureusement indispensable d'en trouver quotidiennement dans sa nourriture, l'organisme pouvant compenser d'un jour à l'autre. En revanche, le corps ne dispose pas de réserves suffisantes en eau et en protéines : chaque jour, et même les jours où vous aurez peu faim, il vous faudra donc boire, bien sûr, mais également consommer un minimum d'aliments riches en protéines comme les poissons, les volailles, les viandes, les œufs et les produits laitiers. En leur absence, l'organisme s'étiole, les muscles ont tendance à fondre, les organes s'abîment et la peau s'altère. Par ailleurs, pour mieux maîtriser votre faim, vous avez besoin d'aliments riches en fibres (les fruits et les légumes essentiellement) à chacun des trois repas. Aussi, je vous conseille de manger à chaque repas au moins un aliment riche en protéines et un autre riche en fibres.

Idée reçue n° 4 :

« Il faut prendre au moins une demi-heure pour manger »

Pour être suffisamment rassasié, pour que l'organisme parvienne à se rendre compte de la quantité d'aliments consommée et puisse ainsi bien contrôler son poids, il est important de manger lentement, en mâchant chacune de vos bouchées avant de l'avaler quasiment mixée, non pas par un processus extérieur (sous forme de purée par exemple), mais par votre propre mastication.

On confond souvent cette idée, importante, qu'il faut manger lentement avec celle, non indispensable, qui consiste à penser que l'on doit consacrer beaucoup de temps à chaque repas. Il est certes agréable de prolonger un repas, mais pas toujours possible lorsqu'on est pressé pour des raisons personnelles, familiales ou professionnelles. Lorsque vous avez peu de temps devant vous, par exemple une dizaine de minutes à midi, il est préférable de manger peu mais lentement : vous pouvez parfaitement y parvenir (voir pages 41 à 52) tout en calmant votre appétit, en assurant l'équilibre de votre organisme et en perdant du poids.

Idée reçue n° 5 :
« Il faut prendre un petit déjeuner très copieux pour maigrir »

Certaines campagnes médiatiques préconisent à tout un chacun de prendre au petit déjeuner 25 % des calories de la journée. Venues des États-Unis, de telles campagnes y ont sans doute un intérêt, car cette attitude conduirait les Américains à réduire la part des grignotages au profit des trois repas quotidiens, et donc à mieux structurer leur prise de nourriture sur la journée.

En France, cette recommandation est à la fois irréaliste et excessive. Irréaliste, car manger autant au petit matin ne pourrait que dégoûter encore plus du petit déjeuner ceux qui n'ont pas l'habitude d'en prendre. Excessive car, en mangeant au-delà de sa faim le matin, on risquerait alors de trop manger sur la journée et de perturber les mécanismes de contrôle de l'appétit et du poids. Comme souvent en nutrition, le message médiatique extrapole exagérément une réalité biologique. On a certes intérêt à manger à sa faim le matin : cela réduit les risques de fringales dans le reste de la journée et favorise le tonus musculaire. Mais le matin ne signifie pas forcément au petit déjeuner, cela peut aussi être dans la matinée ; et à sa faim ne signifie pas au-delà de sa faim.

Idée reçue n° 6 :

« Il faut perdre du poids régulièrement »

On dit souvent que, pour bien maigrir, il faut perdre chaque mois un nombre constant de kilos. C'est là une opinion qui ne prend pas en compte la diversité des situations que chacun d'entre nous rencontre tout au long de chaque année.

Je vous invite plutôt à adapter le rythme de votre perte de poids à votre forme, à votre appétit, aux saisons, aux vacances, etc. Apprivoisez donc votre « régime » pour l'adapter à votre rythme propre plutôt que de vous contraindre à suivre de façon artificielle un rythme éloigné de votre personnalité et des circonstances de votre vie. Vous verrez, il est tellement plus agréable de maigrir à son rythme, ou plutôt à *ses* rythmes.

Idée reçue n° 7 :

« Il faut souvent se peser »

Lorsqu'on maigrit, l'évolution du poids sur la balance est souvent chaotique. Par exemple, une perte rapide suivie d'un plateau, suivi d'une nouvelle perte, suivie d'une légère reprise, suivie d'une nouvelle perte, etc., alors même que l'on a l'impression de manger de la même façon. Cette évolution est essentiellement liée à des mouvements d'eau dans votre organisme, qui en retient plus ou moins en fonction de votre alimentation, de vos stress et, chez les femmes, du cycle hormonal. Par ailleurs, après une première perte de kilos, l'organisme a parfois besoin de s'adapter, de souffler un peu, de se stabiliser quelques jours à un nouveau poids, avant d'en perdre à nouveau.

Si vous vous pesez tous les jours, ces irrégularités dans l'évolution de votre poids risquent de vous déprimer. Or, votre graisse, pour sa part, diminue régulièrement, même si ces variations du contenu en eau de votre corps en masquent parfois l'effet sur la balance. Ne vous en faites donc pas, l'important est l'amélioration que vous allez sentir dans votre corps, non l'évolution de votre poids d'un jour à l'autre.

Si vous souhaitez vous peser, ne le faites pas plus d'une fois par semaine ; la différence d'une pesée à l'autre sera alors moins parasitée par les mécanismes décrits ci-dessus que si vous vous pesiez chaque jour. Si vous n'avez pas de balance, n'en achetez pas : vous sentirez à l'intérieur de votre corps les effets de votre amaigrissement.

> *La balance est utile lorsqu'on souhaite se stabiliser*, après avoir atteint ses objectifs. Le risque est, en effet, de reprendre du poids insidieusement, et de ne s'en rendre compte qu'après la prise de 5 ou 10 kg par exemple. Vous contrôlerez mieux votre stabilisation, période la plus problématique de tout régime, si vous vous pesez régulièrement (une fois par semaine ou deux fois par mois) : vous pourrez alors réagir rapidement à toute évolution de votre poids vers le haut de la balance.

Idée reçue n° 8 :
« *Il faut s'interdire certains aliments* »

> Considérez qu'il n'y a qu'un seul interdit : celui d'interdire !
> Aucun aliment n'est mauvais en soi, aucun aliment ne fait grossir, de même qu'aucun aliment ne fait maigrir par lui-même. Tout dépend des quantités respectives et de la façon dont ces aliments sont consommés.

À travers la lecture de ce livre, vous vous rendrez compte que certains aliments comme les légumes et les féculents favorisent votre perte de poids lorsqu'ils sont consommés en grandes quantités. Pour d'autres, tels que la viande ou l'huile, il est important d'en manger, tant pour maigrir que pour rester en bonne santé, mais en quantités plus modestes. Enfin, une troisième catégorie, qui regroupe des aliments comme les chips, les charcuteries ou les barres chocolatées, n'est pas indispensable et risque de vous empêcher de maigrir si vous les consommez en quantités importantes ; mais lorsque vous éprouvez un désir irrépressible de chocolat ou de saucisson, prenez-en, en quantités modérées si possible, appréciez ce moment de plaisir sans culpabilité, puis reprenez le cap de votre régime : cela risquera tout au plus de ralentir votre perte de poids, mais vous pourrez malgré tout atteindre votre objectif.

Idée reçue n° 9 :

« Il ne faut pas déroger aux principes d'un régime sous peine de reprendre tous ses kilos »

La plupart des régimes vous promettent foudre et malédiction en cas d'écart : hors de leurs normes, point de salut, c'est certain, vous reprendrez vos kilos. Ce langage est source de frustration et de culpabilisation.

En réalité, quelle que soit la méthode que vous aurez décidé de suivre, vous ne parviendrez à maigrir sur une longue période puis à rester mince que si le régime en question a prévu ces « extra ». La bonne méthode pour maigrir sera celle qui vous permettra, d'une part, de répondre à la plupart des situations de votre vie (vacances, repas festifs, repas sur le pouce, etc.), d'autre part, de vivre avec plaisir et sans culpabilité vos « écarts », puis de les rattraper. Avec ce livre, vous disposerez de moyens pour y parvenir.

Idée reçue n° 10 :

« Il faut souffrir pour maigrir »

On associe souvent l'idée de régime à celles de restriction et de punition. Inversement, plaisir à table est pour beaucoup synonyme de prise de poids. Il est vrai que, quelle que soit la méthode employée, un régime vous demande de modifier vos habitudes alimentaires, ce qui n'est pas toujours facile à réaliser ou à vivre. Ma méthode ne déroge pas à cette nécessité de changement, mais elle vous donne les clés pour parvenir à « maigrir sans souffrir ».

> Vous allez changer votre mode d'alimentation mais pas votre mode de vie : c'est votre régime qui va s'adapter à votre quotidien et non l'inverse. Pour réussir à perdre du poids sur le long terme puis à stabiliser votre nouveau poids, je vous propose de manger de façon à être en forme, à ne pas avoir faim, à mener une vie normale et à éprouver du plaisir, aussi bien convivial que gastronomique.

Vos droits pour maigrir

Suite à certains messages « diététiques » erronés ou mal compris, nombre d'entre vous se restreignent sans en tirer quelque avantage que ce soit, ou se culpabilisent lorsqu'ils dérogent aux diktats ; l'objectif de cet ouvrage est de vous délivrer de ces contraintes inutiles.

Les droits du candidat à l'amaigrissement

Pour maigrir, vous pouvez :

— manger plus le soir qu'à midi,
— modifier vos horaires de repas,
— manger beaucoup certains jours, peu les autres jours,
— ne consacrer que dix minutes à certains de vos repas,
— choisir votre petit déjeuner à votre rythme,
— faire varier votre vitesse d'amaigrissement,
— ne pas monter sur la balance,
— manger de tout,
— céder à vos tentations puis reprendre le cap,
— être en pleine forme tout en perdant du poids.

CHAPITRE 2

Votre programme pour maigrir

La méthode que je vous propose pour perdre du poids repose sur un contraste et un équilibre entre, d'une part, un petit déjeuner et un dîner copieux, riches en glucides lents, et, d'autre part, un repas de la mi-journée pratique, rassasiant et léger.

Votre petit déjeuner

Les idées-forces : un petit déjeuner à votre rythme

Généralement, on maigrit plus facilement et en meilleure forme lorsqu'on prend un bon petit déjeuner. L'objectif est double :

▪ d'une part, *revigorer vos cellules ;* celles-ci, après une nuit de jeûne, ont besoin notamment de protéines, de vitamines et de minéraux, ainsi que, le plus souvent, de glucides lents pour refaire leurs réserves d'énergie ;

▪ d'autre part, vous donner les moyens de *contrôler votre appétit tout au long de la journée* qui s'annonce. Chacun d'entre nous a, au niveau du cerveau, un centre nerveux qui contrôle la prise de nourriture et qui permet d'adapter notre alimentation à nos besoins. Afin que ce contrôle se déroule au mieux, il est souhaitable de manger dans les heures qui suivent le réveil.

Mais, comme vous allez le voir, il existe de multiples manières de préparer un petit déjeuner.

À quelle heure ?

Contrairement à une idée reçue, vous n'êtes pas obligé de prendre ce premier repas au saut du lit. Lorsqu'on se réveille à 5 h du matin pour partir travailler une demi-heure plus tard, on n'a généralement ni le temps ni l'envie de manger avant de se mettre en route. Lorsqu'il faut préparer toute sa petite famille, habiller les enfants puis les nourrir avant de les emmener à l'école, il n'est pas facile non plus de trouver le temps de manger quelque chose. Enfin, certains d'entre vous préféreront profiter un quart d'heure de plus de leur lit puis partir le ventre vide plutôt que de se lever et de prendre sans plaisir leur petit déjeuner.

Si tel est votre cas, ne vous sentez pas obligé de forcer votre nature. L'important, en fait, est de manger dans les trois ou quatre heures qui suivent votre lever, mais cela peut être aussi bien chez vous que pendant votre trajet vers votre lieu professionnel, ou encore sur votre lieu de travail. Quoi de plus facile que d'emmener avec soi un yaourt et un fruit et de les consommer vers 10 h 30 tout en prenant un thé ou un café à la cafétéria ou au distributeur automatique ?

Votre petit déjeuner comportera donc :
un produit laitier, pour les protéines et pour le calcium,
un fruit, pour les fibres, les vitamines et les minéraux,
et, selon votre appétit, *des tartines de pain ou des céréales.* Les quantités de pain et de céréales ne seront pas limitées, vous pourrez en prendre en fonction de votre faim.

Par ailleurs, vous pouvez fort bien diviser votre petit déjeuner en deux. Par exemple, prendre un café au lait et des tartines chez vous, puis un fruit dans la matinée. Je vous recommande cette façon de procéder si vous souffrez de fringales une heure ou deux avant le déjeuner de midi : vous serez ainsi plus en forme et parviendrez à mieux contrôler votre appétit au cours de cette journée.

Thé, café, lait... que boire ?

Boire le matin vous procure au moins deux avantages :

- *nettoyer votre organisme,* qui en a besoin après une nuit passée généralement sans boire. De jour comme de nuit, le corps fabrique des déchets et des toxines ; la meilleure façon de les éliminer est de boire : cela facilite leur évacuation dans les urines ;
- *vous caler l'appétit :* en distendant l'estomac, les boissons participent aux mécanismes qui font que l'on se sent rassasié après un repas.

Une première bonne habitude à prendre : *boire un verre d'eau fraîche au lever*. Ensuite, pour ce qui est du petit déjeuner lui-même, prenez selon votre choix du café, du thé, du chocolat au lait ou autre chicorée, etc. Vous éviterez d'y ajouter du « vrai » sucre : appréciez la saveur authentique d'un bon thé ou d'un bon café. Si vous avez du mal à apprécier votre boisson chaude telle quelle, sucrez-la avec un édulcorant comme l'aspartame (Canderel, etc.) ou la saccharine.

Si vous prenez un grand bol de lait agrémenté d'un peu de café ou de cacao en poudre, vous n'avez pas besoin d'un autre produit laitier. En revanche, si vous vous contentez de mettre un nuage de lait dans votre tasse de café ou de thé, je vous recommande de prévoir une source supplémentaire de protéines et de calcium, c'est-à-dire un yaourt ou du fromage blanc.

Contrairement à une idée reçue, le café au lait n'est pas mauvais pour la santé et ne fait pas grossir. Certes, le café ralentit légèrement la digestion des matières grasses du lait, ce qui rend peut-être, pour certains d'entre vous, la digestion un peu lourde, mais cela n'a aucun caractère de gravité. Si c'est votre cas, deux solutions : prendre autre chose que du café avec votre bol de lait demi-écrémé, ou prendre du lait écrémé avec votre café.

Le thé a l'avantage de pouvoir être bu en plus grandes quantités que le café, il écœure moins. C'est donc un bon moyen de se faire plaisir sans aucun risque pour la ligne, si tant est que l'on en apprécie la saveur... N'hésitez pas à prendre du thé en vrac plutôt que du thé en sachets, il est généralement nettement plus savoureux sans être plus onéreux.

Un produit laitier, pour les protéines et le calcium

Prendre un aliment riche en protéines au petit déjeuner sera bénéfique pour votre corps et vous calera mieux pour la matinée. Une bonne solution consiste à prendre un produit laitier puisque, outre les protéines, celui-ci vous apportera du calcium, important pour les os et les dents. Pour maigrir plus facilement, il est souhaitable que vous preniez un laitage qui ne soit pas trop riche en matières grasses : le choix ne manque pas (voir tableaux suivants).

Les produits laitiers à privilégier
un yaourt nature ordinaire, le « basic » et le moins cher : sa composition nutritionnelle est tout à fait excellente : Danone nature, Yoplait nature, yaourts natures (Mennel), yaourts natures (Monoprix), yaourts natures (U), etc.
un yaourt à 0 % de matière grasse, que vous pourrez prendre, selon vos goûts et l'inspiration du moment, nature ou aux fruits : Taillefine nature 0 % (Danone), Yoplait nature Oligo 0 %, Sveltesse nature 0 % (Yoplait), B.A. nature 0 %, Finesse 0 % (Monoprix la Forme) ; Taillefine aux fruits (Danone), Sveltesse fruits du soleil (Nestlé), Sveltesse pulpe de fruits (Nestlé), Panier de Yoplait 0 % (fruits jaunes et fruits rouges), B.A. brassé aux fruits 0 %, etc.
un pot de 100 g de fromage blanc à 0 ou à 20 % de matière grasse, ou encore trois belles cuillères à soupe, si vous préférez acheter les pots de 500 g ou de 1 kg : Câlin 0 % ou 20 % (Yoplait), Jockey 20 % (Danone), Sveltesse 0 % (Nestlé), Taillefine 0 % (Danone), fromage frais 20 % (Vrai), fromage frais Bio (Monoprix), fromage frais 20 % (Monoprix), Finesse 0 % (Monoprix la Forme), Faisselle 0 % (Monoprix la Forme), mousse au fromage blanc sur fruit Taillefine (Danone), fromage blanc nature à 0 ou 20 % (Eléa), fromage blanc à 0 ou 20 % (Mennel), etc.
un bol de lait (200 à 250 ml) ou un grand verre, qui sera écrémé ou demi-écrémé selon vos goûts.
un grand verre de lait fermenté (250 ml) : Yorik (Yoplait), lait ribot (Bridel), lait fermenté (Chergui).

Les produits laitiers à éviter
Certains produits laitiers sont à éviter parce que trop gras et/ou trop sucrés :
les yaourts au lait entier, trois à cinq fois plus riches en matière grasse que les yaourts natures classiques : La laitière de Nestlé, crème de yaourt de Danone, mousse au yaourt de Danone, yaourts au lait de brebis Ladhuie, yaourts au lait entier biologiques Vrai, yaourts au lait entier (Monoprix), yaourts au lait entier (Eléa), etc.
les yaourts au bifidus : BIO de Danone, B.A. (sauf ceux à 0 % de matière grasse), Double Douceur de Yoplait.
les laits fermentés à 10 % de matière grasse, qui sont trois fois plus riches en graisses que les fromages blancs à 20 % de matière grasse : Fjord de Danone, Gervita de Danone.
les fromages blancs ou les fromages en faisselle à 40 % de matière grasse, les petits suisses.
les yaourts « grecs », cinq fois plus riches en matière grasse que les yaourts natures ordinaires.
les yaourts au goût bulgare, environ deux fois plus gras que les yaourts classiques : Velouté de Danone, Kremly de Nestlé, les brassés natures Eléa, yaourts brassés biologiques Vrai, yaourts brassés (Monoprix), etc.
le « cottage cheese » (dans les magasins anglais), trois fois plus gras que les yaourts ordinaires. Préférez-le sous une forme allégée à 1 % de matière grasse.
les yaourts aux fruits non allégés, parfois à base de lait entier et souvent très sucrés : B.A. fruits du soleil ou fruits du verger, Danone et Fruits, Yaourt gourmand (Mamie Nova), Savoie Yaourt, Yaourt sur fruits (Yoplait), Panier de Yoplait, Velouté pulpe de fruits (Danone), Yoco (Nestlé), LC1 pulpe de fruits (Nestlé), Mousse au yoghourt et aux fruits (Danone), Frutos (Yoplait), yaourts aux fruits biologiques (Vrai), fromage blanc moulé et coulis de framboises ou de mûres (Senoble), yaourts aromatisés au lait entier (Monoprix), etc.

Si vous le souhaitez, vous pouvez prendre une portion de fromage (environ 30 g) à la place du laitage ; dans ce cas, vous éviterez de beurrer vos tartines, afin de compenser le surplus de gras que vous apporte ce fromage. Choisissez le fromage que vous souhaitez parmi ceux à 45 ou à 50 % de matière grasse, ce qui est le cas de la grande majorité des fromages traditionnels. Vous n'êtes pas obligé de vous limiter aux fromages allégés, rarement aussi bons que des fromages classiques.

Au cas où vous seriez « allergique » au lait et aux produits laitiers, ou si vous ne les appréciez pas, tournez-vous vers d'autres aliments riches en protéines :

— *un œuf*, à la coque, dur ou au plat cuit dans une poêle antiadhésive sans ajout de matière grasse,
— *une tranche de jambon cuit,*
— *un petit morceau de viande froide ou de poulet froid.*

Un fruit, pour les fibres et les vitamines

Vous n'avez peut-être pas l'habitude de prendre un fruit au petit déjeuner ; pourtant, c'est un moyen simple pour maigrir plus facilement et entretenir votre santé. Choisissez le fruit que vous souhaitez parmi les portions ci-dessous :

— *une pomme, une poire, une orange, une pêche ou une nectarine,*
— *deux kiwis ou deux mandarines,*
— *un bol de fraises, de framboises, de cassis ou de groseilles,*
— *trois abricots ou trois prunes,*
— *une petite banane* (ou la moitié d'une grosse),

— *une poignée de cerises ou de mirabelles,*
— *un demi-melon ou une belle tranche de pastèque,*
— *un pamplemousse* (ou un demi), *un kaki ou une mangue,*
— *deux fines tranches* (ou un quart) *d'ananas,*
— *quatre à six litchis,*
— *une petite grappe de raisin* (qui tient dans la main).

Vous pouvez consommer ce fruit au milieu de la matinée si vous préférez ne pas le prendre au petit déjeuner.

Contrairement à une idée reçue, la banane est un fruit qui peut vous aider dans votre projet d'amaigrissement, car elle cale bien l'appétit et procure une énergie qui se transforme peu en graisse dans l'organisme.

Jus de fruits et compotes, s'abstenir !...

Évitez les compotes et surtout les jus de fruits, même si vous les pressez vous-même : qu'il soit fait maison ou acheté en bouteille, le jus de fruits a l'inconvénient d'être trop vite digéré et de caler moins efficacement l'appétit qu'un fruit frais entier : lorsqu'on a des problèmes de poids, il est donc préférable de les éviter. Il vaut beaucoup mieux manger une orange que boire un jus d'orange, par exemple.
Le même phénomène concerne les compotes, mais à un degré moindre : leur consistance mixée et fluide les rend moins rassasiantes et moins utiles pour maigrir qu'un fruit à croquer.

N'hésitez pas à croquer dans votre fruit ou à le manger au couteau, ou encore à le couper en morceaux dans votre bol de céréales, dans votre yaourt ou dans votre fromage blanc. Pourquoi ne pas essayer des framboises avec du fromage blanc, ou des morceaux de pêche avec votre yaourt ? Si vous avez le temps, et l'envie, vous pouvez également vous préparer des fruits pochés ou des fruits au four comme une pomme avec un peu de cannelle, mais de préférence sans sucre.

Pain ou céréales : faites le bon choix

À travers le pain et les céréales, votre organisme disposera, d'une part, de protéines végétales, d'autre part et surtout, de glucides complexes qui rechargeront en énergie votre cerveau, vos organes et vos muscles et vous permettront de maigrir en forme tout au long de la journée.

Vous pouvez en prendre autant que vous le souhaitez, mais choisissez les variétés qui ont le pouvoir de bien calmer la faim et de favoriser ainsi votre perte de poids.

➤ *Le pain*

Choisissez un pain assez compact : ainsi, vous mettrez plus de temps à le mâcher avant de l'avaler, d'où un meilleur effet rassasiant et une digestion plus lente. C'est le plus souvent le cas du pain complet, du pain de seigle, du pain au son, du pain aux céréales, etc. Préférez donc ces pains, riches en fibres, en magnésium et en vitamines du groupe B, aux pains blancs (baguette ou pain de campagne).

Cependant, certaines baguettes ou certains pains au levain, sans être à proprement parler complets, ont plus de « tenue en bouche » (c'est-à-dire que l'on met plus longtemps à les mastiquer avant de les avaler) que la plupart des baguettes d'aujourd'hui ; c'est le cas notamment de certaines baguettes pétries à l'ancienne ou de façon traditionnelle. Si le pain complet ou le pain de seigle ne vous attirent pas, ces baguettes traditionnelles ou à l'ancienne feront l'affaire.

> Évitez les baguettes d'apparence légère et trop aérée, à la farine toute blanche ; sans aucune saveur, elles ont l'inconvénient de se déliter en bouche et ne peuvent pas vous rassasier efficacement.

Vous pouvez agrémenter votre pain de beurre, de confiture et de miel. Mais attention aux quantités : quel que soit le nombre de tartines que vous prendrez, ne dépassez pas certaines quantités.

- *Pas plus d'une noisette de beurre, soit une cuillère à café rase* (ce petit moyen, certes pas très élégant, vous sera pourtant utile pour ne pas dépasser une quantité d'environ 5 g), ou encore la moitié des petites plaquettes de 10 g de beurre souvent présentées dans les hôtels, mais également disponibles dans les supermarchés.
- Vous pouvez prendre *la même quantité de margarine, soit une cuillère à café rase,* mais celle-ci n'est pas plus efficace (ni moins) que le beurre pour maigrir.
- *Si vous consommez du beurre ou de la margarine allégés à 41 % (ou moins) de matière grasse,* vous pouvez doubler les doses, c'est-à-dire en prendre *deux cuillères à café rases ou deux noisettes ;* pour votre projet d'amaigrissement, ce sera équivalent. Le choix entre les versions classique et allégée, vous le ferez en fonction de vos goûts : si vous êtes surtout attiré par la saveur du beurre, vous serez plus satisfait par du vrai beurre, même si c'est en petites quantités ; si, en revanche, vous êtes surtout sensible à son onctuosité, prenez plutôt du beurre allégé, en des quantités deux fois plus grandes.

▪ *Pour ce qui est du miel ou de la confiture, n'allez pas au-delà de trois cuillères à café,* ce qui vous permettra déjà de donner du goût à vos tartines. Choisissez la confiture selon vos goûts ; vous n'êtes pas tenu de prendre de la confiture allégée, la différence avec la confiture traditionnelle étant minime.

Comme le beurre, la confiture et le miel sont des options, non obligatoires bien sûr. Si vous n'en souhaitez pas, n'en mettez pas sur votre pain. Par ailleurs, vous pouvez préférer vous en dispenser et parallèlement, remplacer le laitage, peu gras, prévu initialement (voir page 30) par un morceau de fromage (30 g environ, soit la taille d'un huitième de camembert) sur votre pain.

Le sucre au petit déjeuner

— Évitez de sucrer votre café ou votre thé avec du « vrai » sucre. Ajoutez un édulcorant si vous avez du mal à l'apprécier tel quel.
— Sur vos tartines, jusqu'à trois cuillères à café de miel ou de confiture. Autre solution, si vous préférez : du miel ou de la confiture pour agrémenter votre laitage ou votre bol de céréales.

Pas de biscottes

Les biscottes ont une connotation régime, et pourtant je vous les déconseille : généralement fabriquées avec, outre de la farine, des matières grasses et du sucre, plus concentrées en calories, elles sont aussi plus vite avalées et calment moins bien l'appétit que le pain.

Si vous y êtes habitué et que vous avez du mal à vous en passer, choisissez de préférence des biscottes complètes ou aux céréales.

Les céréales

Le principe sera le même pour les céréales que pour le pain : choisir les céréales qui rassasient bien et qui se convertissent peu en graisses. C'est notamment le cas des flocons, que ce soit les flocons d'avoine (à l'origine du traditionnel *porridge* des Anglo-Saxons), le müesli suisse (que vous prendrez non sucré : vous pouvez le trouver en supermarché, généralement au rayon diététique), ou encore les « flocons 5 céréales », etc.

Les céréales à privilégier
Les flocons d'avoine (flocons d'avoine Quaker, flocons d'avoine U, etc.),
Les flocons 5 céréales natures sans sucre (Flocons 5 céréales Mixépi de Céréal),
Le müesli non sucré (müesli de Bjorg, müesli de Michel Montignac, müesli sans sucre de Céréal, müesli magnésium de Gerblé, Bircher Müesli de Aurore, müesli sans sucre ajouté de Monoprix la Forme, müesli sans sucre de Jordans, etc.).

Ces céréales à base de flocons nécessitent un yaourt et/ou du lait, et sont plus savoureuses lorsqu'on les laisse gonfler quelques minutes avant de les consommer. Pour les agrémenter, vous pouvez y ajouter, coupé en morceaux, le fruit de votre choix (voir page 32).

En revanche, vous avez intérêt à éviter les céréales craquantes présentées sous forme de pétales telles que les traditionnels pétales de maïs (corn flakes, Frosties, Jungly, La Vie, maïs soufflé Monoprix, etc.), ou sous forme de grains de riz ou de blé soufflé, etc. Selon les cas, elles sont sucrées et/ou enrobées de miel ou de chocolat, et sont trop vite assimilées par l'organisme, plus vite même qu'une quantité équivalente de sucre pur ; elles calment moins bien l'appétit que les flocons d'avoine ou le müesli non sucré, ce qui les rend moins favorables à votre objectif d'amaigrissement.

Parce qu'elles sont moins sucrées et plus riches en fibres, certaines de ces céréales vous laissent peut-être croire qu'elles vous aideront à maigrir : c'est le cas des pétales de riz et de blé complet (Spécial K de Kellogg's, Deliform de Happy Farmer, Monoprix la Forme, Form'U, etc.), et des pétales de blé complet (Fitness de Nestlé, Allbran pétales de Kellogg's, etc.). Mais ne vous y trompez pas : elles sont tout aussi vite assimilées.

Les céréales à éviter
Les traditionnels pétales de maïs (corn flakes, Frosties, Jungly, La Vie, maïs soufflé Monoprix, etc.).
Les grains de riz ou de blé soufflé (Rice krispies ou Honey smacks de chez Kellogg's, Chocapic de chez Nestlé, etc.).
Les pétales de riz et de maïs complets (Spécial K de Kellogg's, Deliform de Happy Farmer, Monoprix la Forme, Form'U, etc.), *et les pétales de blé complet* (Fitness de Nestlé, Allbran pétales de Kellogg's, etc.).

Si, malgré ces réserves, vous tenez vraiment aux céréales du type pétales de maïs ou grains de riz soufflés, choisissez celles que vous aimez le plus : le fait que les céréales soient vendues sous une forme sucrée ou non ne modifie pas de façon significative leurs effets sur votre organisme. Mais agrémentez-les de votre fruit coupé : les fibres du fruit ralentiront l'assimilation des glucides des céréales. Ajoutez par exemple des fraises à vos corn flakes ou des carrés de pomme dans votre bol de riz soufflé.

Pain ou céréales à volonté

Oui, vous avez bien lu, vous pouvez prendre autant de céréales ou de pain que vous le souhaitez, si tant est que vous choisissiez les variétés proposées plus haut. À volonté signifie selon votre appétit, selon vos envies. Vous n'êtes pas obligé d'en consommer chaque jour la même quantité.

- Si un matin vous n'avez pas faim, vous pouvez très bien vous passer complètement de pain et de céréales, et vous contenter pour votre petit déjeuner du produit laitier et du fruit.
- Si un autre jour vous avez très faim, vous pouvez prendre, pourquoi pas, dix tartines de pain complet ou de pain de seigle, mais attention, sans dépasser la cuillère à café de beurre et les trois cuillères à café de miel ou de confiture. Autre possibilité : deux bols (voire plus) de céréales.
- Si, certains jours, votre appétit est réel mais modeste, vous prendrez alors deux ou trois tartines, ou encore un bol de céréales de taille moyenne.

Une remarque importante : afin que votre centre de l'appétit situé dans le cerveau adapte au mieux vos portions à vos besoins, choisissez pain ou céréales, mais pas les deux au même petit déjeuner.

Et si vous n'avez vraiment pas faim, ou pas le temps, le matin

▪ Si vous n'avez pas le temps de prendre votre petit déjeuner, essayez au moins d'emporter avec vous un fruit et/ou un yaourt à manger en milieu de matinée.

▪ Si vous vous levez tard, le week-end par exemple, et si le déjeuner de mi-journée est prévu dans les deux ou trois heures qui suivent votre réveil, vous pouvez très bien ne rien prendre au petit déjeuner. *N'oubliez pas cependant de boire, de bien boire : eau, thé, café, etc.*

▪ Si vous avez dîné la veille au soir à une heure tardive ou très copieusement, par exemple un dîner au restaurant après une pièce de théâtre, il est probable que vous n'aurez pas encore fini de digérer votre dîner à l'heure du petit déjeuner ; dans ce cas, vous pouvez également ne rien manger, mais *n'oubliez pas de boire*.

Votre déjeuner

Les idées-forces : un déjeuner pratique, léger et rassasiant

L'objectif de votre nouveau déjeuner est de vous aider à maigrir en vous procurant les éléments indispensables à votre santé, tout en s'adaptant au mode de vie d'aujourd'hui et à la réduction des dépenses d'énergie qui le caractérise. En effet, depuis plusieurs décennies, nous brûlons de moins en moins d'énergie, et ce pour plusieurs raisons :

- Nous nous déplaçons de moins en moins à pied et de plus en plus en voiture ou avec les transports en commun.
- Nous avons moins besoin de chauffer notre corps de l'intérieur, puisque même en hiver, nous vivons dans une atmosphère et une température relativement constantes du fait des progrès du chauffage. La climatisation, en été, conduit aussi notre corps à être plus économe. En effet, lors des grandes chaleurs, l'organisme dilate les vaisseaux sanguins présents sous la peau pour évacuer le surplus de chaleur, processus qui utilise des calories ; mais avec la climatisation, cette dépense n'a plus lieu d'être. Notre corps s'habitue donc à vivre à l'économie, en brûlant peu d'énergie.
- Nos loisirs nous conduisent eux aussi à toujours plus de sédentarité, du fait, notamment, du succès de la télévision et des ordinateurs.

Pour déjouer ces processus économes, je vous propose *un déjeuner léger,* mais composé de façon à vous garder en forme pour l'après-midi, à bien vous rassasier et à vous apporter les éléments essentiels pour rester en bonne santé. De plus, ce déjeuner est suffisamment souple pour pouvoir s'adapter à la plupart des situations, et notamment au manque de temps consacré à ce repas du fait des contraintes de la vie contemporaine.

À quelle heure ?

Peu importe l'heure, l'important est que ce repas soit pris à la mi-journée, que ce soit à midi ou à 15 h 30 ! En fonction de votre emploi du temps, en fonction de votre travail, de vos obligations familiales, vous pourrez déjeuner soit en fin de matinée, soit à l'heure classique vers 12 h 30-13 h, soit en début d'après-midi vers 14 h-15 h. N'hésitez pas à changer d'horaire d'un jour à l'autre, si cela vous arrange.

> Ne soyez pas prisonnier de l'image du repas traditionnel pris assis à table avec une entrée, un plat, un fromage et un dessert ; ce type de déjeuner a fait les preuves de ses bienfaits, mais ne convient plus toujours à la vie moderne. Je vous propose plutôt d'adapter les principes d'une alimentation saine à votre mode de vie, à ses contraintes et à ses plaisirs et surtout à votre projet de bien maigrir.

Vous pouvez également diviser ce déjeuner en deux ; ce procédé est utile en cas de journée continue, par exemple dans certaines professions libérales comme les dentistes ou les médecins, où l'on ne dispose que de 5 minutes, mais de façon répétée, entre 12 h et 15 h.

Ce repas se prendra à l'heure, mais également à l'endroit de votre choix. Trois des solutions proposées ci-dessous sont tellement simples que vous pourrez déjeuner aussi bien sur le coin de votre bureau, dans votre salon, dans un jardin public ou dans la rue en faisant des courses.

Une entrée, si vous le voulez

Comme vous le verrez un peu plus loin, quatre options vous sont proposées pour votre déjeuner. Avant chacune de ces options, vous pouvez prendre, mais cela n'a rien d'obligatoire, une entrée sous la forme d'un potage de légumes.

Le potage de légumes aura l'intérêt de bien vous caler si vous avez peur d'avoir faim l'après-midi, sans empêcher pour autant votre organisme de brûler ses graisses. Vous mettrez dans votre potage tous les légumes que vous souhaitez, mais aucun féculent, c'est-à-dire ni pomme de terre, ni pâtes, ni riz, ni tapioca, ni pois, etc. Vous n'ajouterez pas non plus de matières grasses, c'est-à-dire ni beurre, ni crème, ni margarine, ni huile. En revanche, vous pourrez utiliser certains bouillons cube (voir page 188) pour accentuer les saveurs de votre potage si les légumes vous semblent fades.

Les potages à privilégier

Tous les potages de légumes ne calment pas l'appétit de la même manière. Les plus efficaces sont les potages dont les légumes ne sont pas mixés, mais encore en morceaux. Lorsque les légumes sont mixés, ce qui est généralement le cas avec les potages surgelés, ils restent rassasiants, même si c'est un peu moins net. En revanche, le simple bouillon de légumes a moins d'intérêt.

Vous pouvez consommer votre potage chaud ou froid : en été, pensez au gaspacho ou à d'autres potages à déguster froids ou glacés : ils sont délicieux, très sains et vous aideront vraiment à maigrir.

Si vous en avez le temps et l'envie, préparez vous-même votre potage : c'est sans doute ainsi qu'il sera le plus savoureux. Mais n'hésitez pas à goûter les potages surgelés, si tant est que vous choisissiez les variétés sans pomme de terre ni féculent, ni amidon de riz ou de maïs, sans crème ni autre matière grasse. Vous en trouverez quelques-uns dans les rayons de votre magasin habituel : Picard, par exemple, propose sous la marque « Mieux être » (sans sel : à vous ensuite de saler à votre convenance) un potage tomate et basilic, ou un potage de légumes.

Les potages à éviter

Évitez les potages en sachet ou les potages en brique. Ils ne présentent aucun risque pour la santé, mais pour votre projet d'amaigrissement, ils ont l'inconvénient de contenir soit trop de sel, soit de la crème, soit des pommes de terre, soit de l'amidon de maïs[1].

Quatre formules de déjeuners au choix

Je vous propose quatre formules de déjeuners, à votre libre choix. Si l'une vous plaît plus particulièrement, vous pouvez très bien l'adopter quotidiennement ; à l'inverse, si vous souhaitez varier, vous pouvez en changer quand et

1. Si de nouveaux produits apparaissent et que vous en trouviez certains sans matière grasse ni féculent et peu salés, vous pourrez bien sûr les essayer.

autant que vous le souhaitez. Le fait de varier ou non le choix de votre « formule déjeuner » n'a d'importance ni pour votre santé ni pour votre amaigrissement.

Trois de ces formules, le déjeuner « fruité », le déjeuner « sur le pouce » et le déjeuner « substitut » ne nécessitent quasiment aucune préparation ; vous pouvez donc facilement les emporter avec vous pour les consommer soit au bureau, soit dans un jardin public, soit en vous promenant ou en faisant des courses.

La quatrième, plus cuisinée, peut être prise soit chez vous, soit sur votre lieu de travail si vous disposez d'un petit coin cuisine ou d'un four à micro-ondes, soit au restaurant si tant est que le chef puisse cuisiner sans matière grasse.

Chacune de ces quatre options est volontairement assez monolithique : en plus du potage en entrée, facultatif, vous n'aurez qu'une seule phase à votre repas. Cela rendra l'ensemble de votre régime plus efficace et vous simplifiera souvent la vie, mais vous paraîtra parfois un peu difficile, notamment au début. Si c'est le cas, reportez-vous à la page 124.

➤ *Déjeuner 1 : le repas « fruité »*

Ce repas vous plaira particulièrement si vous êtes un amateur de fruits et de produits laitiers, si vous appréciez les produits frais ou si vous vous sentez plus attiré par les saveurs sucrées que salées. Il est particulièrement agréable pendant l'été, en raison de la grande variété de fruits qui caractérise cette saison ; mais on peut aussi le pratiquer en automne et en hiver, en dégustant des bananes, des agrumes, des kiwis, des ananas, des pommes, des poires, etc.

Déjeuner « fruité » : fruits et produits laitiers
UN OU DEUX FRUITS (ou plutôt une ou deux portions de fruits), en sachant qu'une « portion » de fruits correspond à : — une pomme, une poire, une orange, une pêche ou une nectarine, — deux kiwis ou deux mandarines, — un bol de fraises, de framboises, de cassis ou de groseilles, — trois abricots ou trois prunes, — une petite banane (ou la moitié d'une grosse), — une poignée de cerises ou de mirabelles, — un demi-melon ou une belle tranche de pastèque, — un pamplemousse (ou un demi), un kaki ou une demi-mangue, — deux fines tranches (ou un quart) d'ananas, — quatre à six litchis, — une petite grappe de raisin (qui tient dans la main).
DEUX OU TROIS LAITAGES selon votre appétit, parmi les laitages suivants : — un yaourt nature ordinaire, le « basic » et le moins cher : sa composition nutritionnelle est tout à fait excellente : Danone nature, Yoplait nature, yaourts natures (Mennel), yaourts natures (Monoprix), yaourts natures (U), etc. — un yaourt à 0 % de matière grasse, que vous pourrez prendre, selon vos goûts et l'inspiration du moment, nature ou aux fruits : Taillefine nature 0 % (Danone), Yoplait nature Oligo 0 %, Sveltesse nature 0 % (Yoplait), B.A. nature 0 %, Finesse 0 % (Monoprix la Forme) ; Taillefine aux fruits (Danone), Sveltesse fruits du soleil (Nestlé), Sveltesse pulpe de fruits (Nestlé), Panier de Yoplait 0 % (fruits jaunes et fruits rouges), B.A. brassé aux fruits 0 %, etc.

— un pot de 100 g de fromage blanc, à 0 ou à 20 % de matière grasse, ou encore trois belles cuillères à soupe si vous préférez acheter les pots de 500 g ou de 1 kg : Câlin 0 % ou 20 % (Yoplait), Jockey 20 % (Danone), Sveltesse 0 % (Nestlé), Taillefine 0 % (Danone), fromage frais 20 % (Vrai), fromage frais Bio (Monoprix), fromage frais 20 % (Monoprix), Finesse 0 % (Monoprix la Forme), faisselle 0 % (Monoprix la Forme), mousse au fromage blanc sur fruit Taillefine (Danone), fromage blanc nature à 0 ou 20 % (Eléa), fromage blanc à 0 ou 20 % (Mennel), etc.

— un bol de lait (200 à 250 ml) ou un grand verre, qui sera écrémé ou demi-écrémé selon vos goûts.

— un grand verre (250 ml) de lait fermenté : Yorik (Yoplait), lait ribot (Bridel), lait fermenté (Chergui).

Selon votre envie et selon les jours, vous prendrez deux fruits et trois laitages identiques ou différents. Pour votre plaisir, vous pouvez mélanger l'ensemble en vous préparant un plat très simple et gourmand : vous prenez un grand bol ou une assiette à soupe, vous coupez les fruits que vous aurez choisis et vous les mélangez avec les laitages de votre choix. Vous pouvez également, pourquoi pas, réaliser un grand milk-shake en sachant qu'il ne faut pas abuser de cette solution : comme on l'a déjà vu, lorsqu'on consomme les aliments sous leur forme mixée ou liquide, ceux-ci rassasient moins bien et sont moins favorables à la perte de poids. Une autre solution, si vous avez le temps, consiste à déguster des fruits cuits, que ce soit au four (pomme au four et aux framboises, papillote de fruits d'hiver à la cannelle, poire au four au citron, etc.) ou pochés (pêches ou abricots pochés aux épices, banane pochée à l'orange, etc.).

➤ *Déjeuner 2 : le repas sur le pouce*

Le repas sur le pouce répond au même objectif que le repas fruité : vous procurer un repas riche en protéines et en fibres, rassasiant, simple et léger. Mais alors que le précédent ressemble plus à un « grand dessert », celui-ci est à base d'aliments salés.

Déjeuner « sur le pouce » : protéines et légumes
Pour ce qui est de L'APPORT EN PROTÉINES, vous pourrez faire votre choix entre : — deux ou trois œufs, durs ou à la coque, — deux ou trois tranches de jambon cuit (en ayant soin de ne pas consommer le gras), — une boîte de thon au naturel (ou de thon aux aromates ou légèrement cuisiné, mais sans huile), ou encore une boîte de maquereau au vin blanc, en la choisissant de manière à ce que le poids de la chair de poisson se situe entre 100 à 150 grammes, — deux ou trois tranches de saumon fumé, — dix bâtonnets de surimi, — un beau blanc de poulet froid.
LES LÉGUMES accompagneront cet aliment riche en protéines. Vous les consommerez soit à la croque (comme des tomates, des radis, du chou-fleur, des carottes, etc.), soit en salade (crus ou cuits), mais *sans huile dans votre sauce :* artichaut, aubergine, asperge, bette, betterave, brocoli, carotte, céleri, champignon, chou de Bruxelles, chou rouge, chou vert, cœur de palmier, concombre, courgette, cresson, endive, épinard, fenouil, haricot vert, navet, oignon, potiron, poivron, radis, salades vertes, tomate...

Exemples de déjeuners « sur le pouce »

— trois œufs durs et quatre tomates à la croque,
— trois tranches de saumon fumé avec des carottes râpées au citron,
— du maquereau au vin blanc avec une salade verte et une sauce au vinaigre balsamique,
— un blanc de poulet avec de la moutarde à l'ancienne et une salade verte avec tomate et radis, accompagnés d'une sauce au Tabasco,
— une salade composée avec dix bâtonnets de surimi, des carottes râpées au citron et de la salade verte,
— deux ou trois tranches de jambon cuit et un méli-mélo de légumes à la croque (carottes en bâtonnets, bouquets de chou-fleur, radis),
— une salade composée avec une boîte de thon au naturel, des haricots verts et de la salade, le tout agrémenté d'une sauce au citron.

Comme pour le repas « fruité », l'intérêt de ce déjeuner « sur le pouce » est que vous pouvez très facilement l'emporter avec vous pour le manger... sur le pouce, que ce soit au bureau, dans la rue ou dans un jardin. Par ailleurs, il ne nécessite aucune préparation puisqu'il vous suffit d'ouvrir votre placard ou votre réfrigérateur et d'y puiser les ingrédients souhaités.

Il est possible également que vous trouviez ce type de repas chez un traiteur ; encore faut-il que ce dernier prépare des crudités sans sauce, afin que vous respectiez la consigne de ne consommer à ce repas ni huile ni autre matière grasse.

➤ *Déjeuner 3 : le substitut de repas*

En conservant les objectifs qui ont prévalu à l'établissement des deux modèles précédents, vous pouvez également choisir pour votre déjeuner un substitut de repas. En ce qui concerne la marque[1], vérifiez bien que ce substitut vous apporte suffisamment de protéines, c'est-à-dire au moins 15 g pour un repas et si possible une vingtaine. Prenez-le sous une forme liquide ou sous forme de crème, ou encore en poudre à diluer avec du lait ou de l'eau, mais évitez les barres ; celles-ci sont généralement trop denses en calories, et trop pauvres en protéines. En ce qui concerne la saveur de votre substitut, je n'ai d'autres conseils à vous donner que de choisir celui que vous préférez.

Vous pouvez ajouter au substitut des légumes à la croque (en particulier si votre substitut a une saveur salée), puis terminer votre repas par un yaourt ou un fruit. Comparé au repas fruité ou au repas sur le pouce, le repas avec le substitut n'a aucun intérêt ni aucun inconvénient particulier. Si vous appréciez le goût de certains substituts et si vous trouvez leur usage pratique, n'hésitez pas à en faire usage ; si ce n'est pas le cas et que vous souhaitiez néanmoins déjeuner de façon très simple, tournez-vous plutôt vers le repas fruité ou vers le repas sur le pouce.

➤ *Déjeuner 4 : un plat chaud*

Consommer un déjeuner à la fois équilibré, rassasiant et léger est également possible avec un plat chaud, plus cuisiné que les trois précédents.

---

1. Pour plus de détails sur l'analyse nutritionnelle des substituts de repas, vous vous reporterez au *Nouveau Guide du bien maigrir*, Odile Jacob, p. 306 à 312.

Déjeuner « plat chaud » : poisson ou volaille et légumes
DU POISSON OU UNE VOLAILLE : un beau morceau, sans indication particulière de poids ou de taille.
DES LÉGUMES, autant de sortes de légumes que vous le souhaitez et en quantités non limitées : artichaut, aubergine, asperge, bette, betterave, brocoli, carotte, céleri, champignon, chou de Bruxelles, chou rouge, chou vert, cœur de palmier, concombre, courgette, cresson, endive, épinard, fenouil, haricot vert, navet, oignon, potiron, poivron, radis, salades vertes, tomate... *Seul impératif : ne préparer ce plat avec aucune matière grasse : ni beurre, ni huile, ni crème, ni margarine, ni Végétaline, etc.* Pour ce faire, vous pouvez notamment cuisiner soit au four, soit à la vapeur, soit au micro-ondes, soit dans une poêle anti-adhésive.

Exemples de déjeuners « plat chaud »

– un filet de poisson légèrement salé et parfumé avec de l'aneth frais cuit quelques minutes au micro-ondes, accompagné de haricots verts au persil,
– un filet de poisson accompagné de tomates coupées en deux, le tout parsemé de thym, laurier et origan et cuit au four,
– une escalope de poulet enroulée dans une feuille de sauge et cuite dans une poêle antiadhésive, servie avec des brocolis cuits à la vapeur,
– un filet de poisson posé sur un lit d'échalotes (auparavant réduit dans une casserole avec un fond d'eau) agrémenté d'une cuillère à café de moutarde, le tout légèrement salé et cuit au four 30 minutes. À servir avec des carottes vichy ou des courgettes.

NB : les herbes et condiments proposés sont, bien sûr, facultatifs et interchangeables.

Cette formule du déjeuner « plat chaud », ou plutôt de plat cuisiné, est envisageable à votre domicile, au bureau si vous y disposez d'un four pour réchauffer et au restaurant, si tant est que le chef respecte votre souhait de consommer un plat savoureux mais sans matière grasse.

Votre dîner

Les idées-forces : un dîner copieux et convivial

Après le déjeuner proposé dans les pages qui précèdent, votre corps va, au cours de l'après-midi, puiser de l'énergie dans votre graisse corporelle pour subvenir à ses besoins ; ce processus vous conduira à perdre du poids. Le dîner, pour sa part, sera l'occasion pour vos muscles, votre cerveau et vos organes (mais non pour votre graisse) de refaire le plein d'énergie. Voyons comment.

Au dîner, vous allez manger des féculents riches en glucides lents, en quantités adaptées à vos besoins. Ainsi, vos cellules vont se recharger en glycogène, source d'énergie utile pour le bon fonctionnement des muscles, du cerveau et des organes.

Cette reconstitution quotidienne de votre stock en énergie vous permettra de stimuler votre métabolisme : grâce à cet apport en glucides lents, les cellules continuent à brûler régulièrement de l'énergie, ce qui augmente les chances de maigrir longtemps puis, lorsque vous le déciderez, vous permet de stabiliser votre nouveau poids. Cela vous changera des régimes trop restrictifs, qui conduisent les cellules à s'économiser, à brûler de moins en moins avec, pour conséquence, un ralentissement puis un arrêt de la perte pondérale.

Par ailleurs, et de façon aussi importante pour votre réussite, la composition de ce dîner répond à deux objectifs simples mais essentiels :

▪ d'abord, *vous rassasier,* pour être en forme et ne pas avoir faim ;

▪ ensuite, *vous permettre de partager ce repas avec vos proches,* que ce soit en famille, en couple ou avec des amis. Le mode de vie actuel conduit la plupart d'entre nous à faire du dîner le repas le plus convivial de la journée, tout du moins en semaine ; il est primordial de respecter ce rythme, même lorsqu'on suit un régime. Si ce n'était pas le cas, vous vous sentiriez progressivement isolé, et abandonneriez probablement assez vite vos bonnes résolutions.

Ce dîner est centré autour d'un plat principal copieux, qui associe à la fois féculents, légumes, viande, poisson ou œuf, et un peu de matière grasse. Ce plat complet sera un des éléments fondamentaux de votre réussite. Autour de lui graviteront, en fonction de vos envies du moment, une entrée, un laitage et un dessert.

À quelle heure ?

Comme pour le petit déjeuner et le déjeuner, il n'y a pas d'horaire imposé pour le dîner. C'est le dîner qui doit s'adapter à votre emploi du temps, à vos contraintes et à vos plaisirs, et non le contraire.

▪ Si certains soirs vous rentrez tôt de votre travail, si vous souhaitez dîner vers 19 h ou 19 h 30, aucun problème : mettez-vous à table à cette heure-là et profitez ensuite d'une longue soirée pour lire, regarder la télévision, vous promener ou vous livrer à toute autre activité de votre choix.

▪ Inversement, si pour des raisons professionnelles ou personnelles vous êtes amené à dîner tard, après 21 h ou 22 h, composez votre menu comme vous en avez envie à partir des aliments que je vous propose ; ce repas du soir étant copieux, mais peu gras, vous le digérerez bien et il ne vous empêchera pas de dormir.

Le plat principal : le « noyau dur »

Le plat principal du dîner sera un véritable plat complet, qui vous apportera tout ce dont votre organisme a besoin : de l'énergie, des protéines, des bonnes graisses, des vitamines, des minéraux et... du plaisir. Il comportera à la fois des féculents et des légumes, dont l'association sera à la base de votre réussite, mais également de la viande (ou du poisson, ou des œufs) ainsi qu'une quantité raisonnable de matières grasses.

➤ *Les féculents*

Chaque soir, vous pourrez prendre un plat de féculent.

▪ Si, parmi ces féculents, vous avez un préféré, n'hésitez pas à en profiter, même tous les soirs si vous en avez envie.

▪ Si, au contraire, vous aimez la variété, prenez chaque soir un féculent différent. En revanche, évitez de prendre deux féculents différents le même soir, sauf si vous suivez un régime végétarien.

Féculents à volonté au dîner

En ce qui concerne les quantités, prenez-en autant que vous le souhaitez ; vous n'avez pas besoin de peser vos portions ou d'en limiter la taille, votre appétit « naturel » vous guidera, faites-lui confiance.
Cependant, pour que ces féculents vous aident à maigrir, je vous demande de respecter deux éléments importants :
— les cuire sans matière grasse : vous éviterez donc les frites ou les pommes de terre sautées, à moins que vous ne fassiez cuire ces dernières sans matière grasse dans une poêle anti-adhésive,
— les associer dans la même assiette à des légumes. Vous prendrez donc autant de féculents que vous le souhaitez, mais avec, chaque fois, un volume équivalent ou supérieur de légumes.

Les féculents au dîner

Un aliment d'origine céréalière	pâtes, riz, semoule, blé entier (par exemple de l'Ebly), blé concassé (boulgour ou pilpil).
Un légume sec	lentilles, pois chiches, pois cassés, haricots blancs, haricots rouges, flageolets.
Un autre féculent	pommes de terre, maïs, petits pois.

Riches en glucides lents et en protéines végétales, ces féculents vont procurer de l'énergie à toutes vos cellules, vous faire plaisir et vous rassasier.

Les pommes de terre pour maigrir :
mode d'emploi

Pour ce qui est des pommes de terre, évitez d'abord de les cuire avec des matières grasses (frites, pommes de terre sautées). Par ailleurs, ne les consommez pas trop souvent sous la forme de purée. De même que la compote est moins favorable à votre réussite que les fruits, la purée est moins recommandée que les pommes de terre entières. En effet, sous forme de purée, les glucides lents de la pomme de terre sont rapidement assimilés, ce qui va moins efficacement vous rassasier.
Une excellente manière de préparer les pommes de terre, aussi bien au plan culinaire que nutritionnel, consiste à les faire cuire au four et à les déguster avec la peau, en robe des champs. Quel que soit le mode de cuisson des pommes de terre, vous avez intérêt à les cuire avec la peau, quitte à l'enlever ensuite : ainsi vous conserverez intacte la vitamine C, et l'assimilation des glucides de la pomme de terre par votre organisme s'effectuera plus lentement.

➤ *Les légumes*

Contrairement à une idée reçue, les légumes ne sont pas opposés aux féculents, mais ils leur sont complémentaires.

L'association féculents/légumes confère trois avantages à votre plat :

- un effet rassasiant plus important : votre appétit sera calmé plus longtemps,
- un ralentissement de la digestion des féculents grâce aux légumes : cela sera favorable à votre confort et à votre perte de poids,

- un résultat heureux au plan culinaire. En effet, pour perdre des kilos, je vous recommande de consommer des féculents selon votre appétit, mais avec peu de matières grasses ; le plat de féculents risque alors de vous paraître bien sec. Mais avec le moelleux et l'aspect croquant ou onctueux du légume (selon la variété choisie et le mode de cuisson), ce même plat de féculents sera nettement plus savoureux. Pensez à la différence, par exemple, entre un plat de spaghetti « sec », et le même plat agrémenté de ratatouille, de tomates à la provençale, d'aubergines ou de poivrons grillés au four. L'association des légumes avec les féculents rend donc ces derniers savoureux, même servis avec peu de matières grasses.

Féculents + légumes :

les alliés de votre régime

Afin que le plat copieux du dîner vous fasse perdre du poids, *vous associerez vos féculents à un volume égal ou supérieur de légumes,* et cela dans la même assiette, en consommant simultanément les féculents et les légumes.
Outre les effets bénéfiques sur votre ligne, une telle association est optimale pour la santé : les fibres, les vitamines et les minéraux des légumes sont complémentaires des protéines et des glucides des féculents, pour le plus grand bien de votre santé.

Vous choisirez les légumes que vous souhaitez dans la liste qui suit, vous n'êtes pas obligé de varier de façon excessive. Suivez vos goûts, et si vous n'appréciez que deux ou trois légumes, cantonnez-vous à ceux-là.

Vous pourrez vous procurer les légumes frais, surgelés ou en conserve : ces trois formes ont des effets similaires, que ce soit sur votre santé ou votre ligne. Les légumes frais sont généralement plus savoureux, mais vous n'aurez sans doute pas le temps de vous en procurer et de les préparer chaque soir ; dans ce cas, les légumes en conserve ou surgelés sont pratiques et peu coûteux. Pour votre réussite, achetez des conserves ou surgelés préparés au naturel, c'est-à-dire sans sauce ni (surtout) matières grasses.

La famille des légumes

Les légumes racines	carotte, navet, céleri-rave, radis, salsifis, topinambour, betterave, oignon, poireau.
Les légumes fruits	tomate, poivron, aubergine, concombre, courge, courgette, potiron, potimarron.
Les légumes tige	cardon, céleri branche, fenouil.
Les légumes feuilles	endive, mâche, laitue, chicorée, batavia, scarole, frisée, romaine, lolla rossa, petites salades, épinards, oseille, cresson, bette.
Les choux	chou-fleur, brocoli, chou rouge, chou blanc, chou vert, chou frisé, chou de Bruxelles.
Les légumes pousses	asperges.
Les légumes gousses	haricot vert, haricot beurre, pois gourmand.
Les légumes cœurs de plante	artichaut, cœur de palmier.
Les champignons	champignons de Paris, cèpes, girolles, coulemelle, chanterelle, etc.

Vous pouvez également, selon l'inspiration, associer un féculent chaud à un légume froid. Par exemple, des pâtes avec des tomates fraîches, ainsi que certains restaurants gastronomiques le proposent parfois.

Pour illustrer cette association féculents et légumes, et surtout pour vous montrer comment adapter vos préparations à vos goûts et au temps dont vous disposez, prenons l'exemple des pâtes et des tomates.

▪ Une première solution, sans doute la plus savoureuse mais aussi celle qui vous prendra le plus de temps, serait de prévoir des tomates à la provençale pour agrémenter vos pâtes ; en ce qui concerne les tomates à la provençale, vous les préparerez sans matière grasse, ou en vous limitant à la quantité de matières grasses (voir page 68) qui vous est impartie pour l'ensemble de votre plat (dans ce cas vous ne rajouterez pas d'autre matière grasse dans ce plat).

▪ Deuxième solution, en particulier si vous avez peu de temps : prendre avec vos pâtes des tomates en conserve au naturel, entières ou concassées ; il suffit de 30 secondes pour ouvrir la boîte de conserve et en verser le contenu dans une casserole à cuire à feu doux ou au four à micro-ondes.

▪ Troisième solution, prendre des tomates fraîches, les couper dans l'assiette et placer les pâtes à côté. La quantité de matières grasses qui vous est proposée (voir page 68), vous pourrez soit l'utiliser dans une vinaigrette pour vos tomates, soit la mettre sur vos pâtes, sous la forme, par exemple, d'un filet d'huile d'olive, d'une noix de beurre ou de crème fraîche.

> En revanche, la seule présence de concentré de tomates sur des pâtes n'est pas suffisante : le volume de légumes serait alors très nettement inférieur à celui des féculents et leur consistance mixée les rendrait moins utiles. Vous pouvez prendre du concentré de tomates sur vos pâtes *en plus* de vos tomates (ou d'un autre légume) et non pas à la place.

Les associations féculents-légumes

Avec...	Prenez par exemple
Les pâtes	Des tomates à la provençale
Le riz	Un gratin de courgettes
Les pommes de terre **Le maïs**	Du chou-fleur ou une salade verte
Le blé concassé **(boulgour ou pilpil)**	De la ratatouille
La semoule	Des poivrons et des aubergines dorés au four
Les lentilles	De la pulpe de tomate ou des tomates au naturel (en conserve, pour aller plus vite) que vous préparez avec des oignons
Les flageolets	Des haricots verts (frais, surgelés ou en conserve : à vous de choisir)

Le tableau ci-dessus vous présente certains exemples d'associations entre féculents et légumes ; il en existe des milliers d'autres : à vous de choisir en fonction de vos goûts et des produits dont vous disposez.

➤ *La viande, le poisson ou les œufs*

Les féculents et les légumes constituent la base de votre plat principal. Cela ne vous empêchera pas d'y adjoindre de la viande, du poisson ou des œufs (ou encore du fromage râpé). Pour votre santé, ces aliments ont le grand intérêt d'être riches en protéines ; mais vous pouvez vous contenter d'une portion raisonnable car les féculents sont eux-mêmes riches en protéines végétales ; or un excès de protéines n'est favorable ni pour la santé, ni pour le poids, sans compter que certaines viandes ainsi que les œufs et le fromage râpé sont, par ailleurs, riches en graisses. Vous ne ferez pas pitance pour autant puisque vous aurez la satisfaction d'avoir un plat copieux comprenant des aliments que vous appréciez sans doute, les féculents.

Vous prendrez un morceau de viande d'environ 100 g, en choisissant le plus souvent possible des viandes peu grasses (voir tableau ci-après) ; 100 g de viande correspondent en général aux parts proposées dans les produits surgelés. Pour avoir un moyen de comparaison, vous pouvez vous rappeler que cela équivaut environ à la taille d'une petite plaquette de beurre de 125 g ou d'une machine à calculer de taille moyenne. Vous pouvez, bien sûr, remplacer la viande par du poisson, des œufs, du jambon, etc.

En raison de la présence de féculents (ou par goût), vous n'aurez peut-être pas envie de manger cette quantité de viande. Vous pouvez effectivement vous contenter d'un morceau de plus petite taille car les féculents sont riches en protéines végétales qui rendent celles de la viande moins essentielles. Cependant, je vous conseille de prendre quand même un morceau de viande, même petit, sans descendre au-dessous de 50 g.

Choisissez le plus souvent des viandes (ou des volailles) peu grasses ; mais, lorsque vous en aurez vraiment envie, n'hésitez pas à déguster une viande grasse de votre choix.

Comment choisir les viandes les moins grasses

	Morceaux peu gras	Morceaux plus gras
Abats	Cœur, foie, rognons.	Langue de bœuf, cervelle.
Agneau		Côtelette, gigot, épaule.
Bœuf	Bifteck, faux-filet, rosbif, steak haché à 5 % de matière grasse.	Entrecôte, bourguignon, pot-au-feu, steak haché à 15 % ou 20 % de matière grasse.
Charcuterie	Jambon cuit (sans le gras), bacon.	Les autres charcuteries (andouille, boudin, pâté, saucisson, jambon cru, etc.).
Cheval	Tous morceaux.	
Gibier	Chevreuil, sanglier.	
Lapin	Tous morceaux.	
Porc	Filet maigre.	Côtelette, rôti, travers, échine.
Veau	Côte, escalope, filet rôti.	Rôti.
Volailles	Dinde, poulet, pintade.	Canard, faisan, oie, pigeon, poule.

Quand vous le souhaitez, remplacez la viande par du poisson, des œufs, voire par un produit laitier ; 50 à 100 g de viande correspondent à

— *50 à 150 g de poisson,* en le choisissant maigre ou gras selon vos envies : les graisses de poisson ont de tels intérêts pour la santé que, si vous aimez les poissons gras, il serait dommage de vous en passer,
— *une ou deux tranches de jambon cuit,*
— *un ou deux œufs,*
— *six à douze huîtres ou autres coquillages,*
— *50 g de fromage râpé* (parmesan, emmental), soit 6 à 8 pincées,
— *100 à 200 g de fromage blanc,* soit 3 à 6 cuillères à soupe : agrémenté d'herbes ou d'épices, ce fromage blanc peut constituer un aliment savoureux, notamment en été avec une salade composée.

Lorsque cela est possible, vous préparerez votre viande, votre poisson ou vos œufs sans matière grasse, ou en vous limitant à la quantité de matières grasses explicitée ci-contre.

Comment cuire la viande sans matière grasse

	Techniques	Exemples de recettes à base de viandes
Au four	Choisir un morceau à rôtir. Disposer dans un plat avec des aromates (épices, herbes, oignons) et des légumes (carottes, chou, etc.). Enfourner dans un four préchauffé.	Rôti de bœuf, rôti de veau aux carottes, gigot d'agneau à l'ail, poulet rôti aux herbes.
Au micro-ondes	Cuire les légumes dans une cocotte à couvert avec un peu d'eau. Faire dorer la viande (si plat à brunir), puis la mettre dans un plat avec aromates (ail, épices, herbes) et cuire à couvert.	Brochettes de porc au gingembre, pintade au chou, papillote de lapin aux poivrons.
Dans un bouillon	Confectionner un bouillon de viande ou de poisson. Faire revenir la viande dans la cocotte, puis ajouter les légumes, les aromates et le bouillon.	Bœuf braisé à la provençale.
Au lait	Amener le lait à ébullition, puis ajouter la viande et laisser cuire.	Rôti de veau au lait et à l'ail, longe de porc au lait.
À la vapeur	Utiliser un cuiseur vapeur. Sinon, disposer l'aliment dans sa papillote dans une casserole contenant un fond d'eau et couvrir.	Papillote de veau au fenouil, papillote de poulet au citron.
À la poêle ou à la cocotte anti-adhésive	Faire revenir l'aliment dans une poêle bien chaude. Commencer par l'oignon (si inclus dans la recette), puis ajouter la viande, les aromates, les légumes.	Curry d'agneau, grillade d'agneau au thym, escalope de dinde au romarin, lapin à la moutarde.

Comment cuire le poisson sans matière grasse

	Techniques	Exemples de recettes à base de poissons
Au four	Assaisonner le poisson (sel, poivre, épices), et l'enfourner sur une grande plaque dans un four préchauffé.	Saumon entier au curry.
Au micro-ondes	Déposer le poisson sur une assiette. Assaisonner (sel, poivre, herbes, épices) et cuire au micro-ondes avec un couvercle.	Filet de flétan à l'aneth.
À l'eau	Préparer un court-bouillon. Plonger le poisson dans le bouillon frémissant et laisser cuire.	Cabillaud au court-bouillon.
Au lait	Faire bouillir le lait. Ajouter le poisson et laisser cuire.	Filet de morue au lait.
À la vapeur	Déposer la papillote dans une casserole contenant un fond d'eau. Cuire avec un couvercle. Vous pouvez aussi la faire cuire entre deux assiettes déposées sur une casserole d'eau bouillante.	Papillote de sole aux petits légumes.
À la poêle ou à la cocotte anti-adhésive	Faire chauffer la poêle. Puis faire griller le poisson, et assaisonner.	Saumon grillé à l'unilatéral.

Comment cuire les œufs sans matière grasse

	Techniques	Exemples de recettes à base d'œufs
Au four	Déposer les œufs dans un ramequin. Assaisonner, et enfourner dans un four préchauffé.	Œufs cocotte à la ciboulette.
Au micro-ondes	Déposer les œufs dans un ramequin. Assaisonner, et cuire quelques minutes (surveiller la cuisson).	Œufs cocotte au jambon.
À l'eau	Faire bouillir de l'eau avec du vinaigre. Plonger les œufs avec leur coquille (œufs à la coque, mollets ou durs) ou sans leur coquille (œufs pochés).	Œufs à la coque, mollets, œufs durs. Œufs pochés.
À la vapeur	Déposer les œufs sur une assiette. Assaisonner. Puis couvrir avec une autre assiette et faire cuire sur une casserole remplie d'eau frémissante.	Œufs sur le plat (cuits entre deux assiettes).
À la poêle ou à la cocotte anti-adhésive	Bien faire chauffer la poêle. Ajouter alors les œufs, et éventuellement les légumes. Assaisonner.	Œufs brouillés aux 4 épices, omelette à la tomate.

➤ *Les matières grasses*

Afin que votre plat complet vous fasse maigrir tout en étant copieux, je vous recommande d'y ajouter des matières grasses en petite quantité. Votre organisme en a besoin, votre plaisir aussi car elles rendront votre plat plus savoureux. Mais pour parvenir à bien maigrir, limitez-vous aux quantités proposées. En fonction de vos goûts et de vos recettes, vous ajouterez :

— *1 cuillère à soupe d'huile* (soit 10 g ou 2 cuillères à café),
— *ou 2 cuillères à café rases de beurre* (soit 10 g),
— *ou 2 cuillères à café rases de margarine* (soit 10 g),
— *ou 4 cuillères à café rases de beurre allégé à 41 % de matière grasse* (soit 20 g),
— *ou 2 cuillères à soupe rases de crème fraîche* (soit 30 g),
— *ou 4 cuillères à soupe rases de crème fraîche allégée à 15 % de matière grasse* (soit 60 g),
— *ou 2 cuillères à soupe et demie d'une vinaigrette allégée du commerce* (soit 25 g),
— *ou 2 cuillères à soupe rases de mayonnaise allégée* (soit 20 g).

Il est important que vous ne dépassiez pas ces portions pour l'ensemble de votre plat. Si vous choisissez d'utiliser cette quantité de matière grasse pour la cuisson, vous n'en ajouterez donc pas dans l'assiette, et inversement.

Matières grasses et plat principal :

1. *Mode d'emploi*

— Pour agrémenter votre plat principal, vous prendrez donc une cuillère à soupe d'huile, ou une autre matière grasse (voir page 68), qui peut, selon les cas :

- servir à la cuisson des légumes, de la viande, du poisson ou des œufs,
- être intégrée à une sauce de votre composition,
- agrémenter tels quels vos féculents ou vos légumes : par exemple, un filet d'huile d'olive ou une noix de beurre.

— *En revanche, évitez de cuire vos féculents avec une matière grasse.*

2. *Quelle matière grasse choisir ?*

Pour la perte de poids, chacune de ces portions de matières grasses est équivalente. Pour votre santé, vous avez intérêt à prendre le plus souvent possible de l'huile, la matière grasse la plus riche en acides gras essentiels et la plus favorable pour le cœur. Si vous aimez les huiles qui ont du goût, choisissez notamment les huiles d'olive ou de noix, toutes deux aussi savoureuses que bonnes pour la santé. Si vous faites cuire votre huile, sachez que l'huile d'arachide est l'huile la plus stable à la chaleur ; elle est donc recommandée pour cette utilisation. Enfin, l'huile de colza est probablement la plus équilibrée, tant pour protéger les artères que pour l'« agilité des neurones » (voir page 155) ; si vous souhaitez une combinaison optimale au plan de la santé et de la saveur, vous pouvez associer, pour votre plat, une cuillère à café d'huile de colza à une cuillère à café d'huile d'olive.

➤ *Votre pratique quotidienne du plat complet*

Le choix du plat

Dans chacune des quatre familles d'aliments que je vous propose d'associer pour confectionner votre plat complet, c'est réellement à vous de choisir l'aliment que vous souhaitez, en fonction de vos goûts et de l'état de votre garde-manger. Les seuls conseils que je puisse vous donner :

- évitez les pommes de terre ou les légumes en purée, et préférez-les sous une forme solide : cela facilitera votre amaigrissement et vous calera mieux,
- choisissez des viandes peu grasses plus souvent que les autres : cela vous permettra de maigrir plus vite,
- prenez au moins une fois sur deux de l'huile plutôt qu'une autre matière grasse : cela ne changera rien à votre perte de poids, mais pour votre forme et votre santé, c'est préférable.

Selon les circonstances, ce plat complet peut être un plat chaud, traditionnel ou exotique, ou encore une grande salade composée. Vous ajouterez autant d'épices, d'herbes et d'aromates que vous le souhaitez.

Les avantages de la salade composée

— Elle se prépare rapidement.

— Elle permet de finir les restes : si, par exemple, vous avez fait plus de riz ou de pâtes la veille au soir, pourquoi ne pas utiliser ce qui vous reste sous la forme d'une salade composée en y associant de la salade verte, des tomates, des champignons, ainsi que du thon, un œuf dur, de la viande froide ou du jambon.

— Elle fait varier les plaisirs et les saveurs, et donne un aspect frais à votre dîner, ce qui est bien agréable en été.

Vous pouvez très bien manger plusieurs soirs de suite le même plat complet, si c'est plus simple pour vous : par exemple, si vous avez peu de temps pour cuisiner, vous pouvez faire cuire une grande quantité de pâtes ou de riz en début de semaine, puis les accommoder pour votre plat complet plusieurs soirs de suite.

Les portions

En ce qui concerne la viande (le poisson ou les œufs) ainsi que les matières grasses, vous limiterez les portions aux quantités conseillées. En revanche, vous pouvez réellement prendre autant de féculents et de légumes que vous le souhaitez, ce qui ne signifie pas pour autant que vous soyez obligé de vous « bourrer » chaque soir.

- Lorsque vous avez une faim « normale », vous vous servirez probablement une seule fois de féculents et de légumes.
- Si certains soirs vous avez peu d'appétit, ne consommez pas de féculents. La possibilité de se servir de féculents à volonté signifie *selon votre volonté* et non pas le plus possible à chaque fois. Confectionnez-vous alors un plat principal avec de la viande (ou du poisson, ou des œufs), un peu de matières grasses et autant de légumes que vous en avez envie.
- Lorsque vous avez très faim, n'hésitez pas à vous resservir de féculents une fois, deux fois voire plus, *mais n'oubliez pas de prendre chaque fois une quantité au moins équivalente de légumes*. Vous ne vous resservirez à nouveau de féculents que lorsque vous aurez terminé les féculents *et les légumes* de l'assiettée précédente. Si, par ailleurs, vous avez envie de vous resservir de légumes sans reprendre de féculents, faites-le autant de fois qu'il vous

plaira. En revanche, à partir du moment où vous avez consommé la quantité conseillée de viande et de matières grasses, vous n'en reprendrez pas.

> L'important est que vous mangiez selon votre faim : c'est ainsi que vous retrouverez vos réelles sensations et votre « instinct », garants d'une réussite à long terme.

Vous craignez peut-être que, sans matière grasse, vos féculents ne manquent d'onctuosité ; il est vrai que, sans beurre ni huile, des pâtes ou du riz peuvent paraître bien secs. Mais si vous consommez des légumes en même temps que des féculents, vous retrouverez l'onctuosité qui vous était habituellement apportée par les matières grasses. Mangez des pâtes avec des tomates à la provençale, du riz avec une ratatouille ou des pommes de terre avec du chou-fleur : vos féculents seront onctueux malgré l'absence de matières grasses. Cette association féculents/légumes vous permettra de manger peu gras tout en appréciant un plat savoureux.

En famille

Le plat complet est un plat idéal pour un repas familial. En effet, si vous souhaitez maigrir, il n'est pas question de mettre pour autant votre famille à la diète ; il serait, à l'opposé, dommage de vous isoler et de ne pas manger la même chose que votre conjoint(e) et vos enfants. Le plat complet a donc l'intérêt de proposer à tous les quatre familles d'aliments (féculents ; légumes ; viande, poisson ou œuf ; matières grasses), afin que chacun puisse choisir ce qu'il aime, se sentir bien après le repas et rester en bonne santé.

Il est probable que votre conjoint(e) et vos enfants prendront plus de féculents, un peu moins de légumes et sans doute un peu plus de viande ou de matières grasses que vous. Qu'à cela ne tienne, à partir du moment où chacun peut disposer des quantités dont il a envie tout en partageant le même plat, vous préserverez tant la convivialité du repas que le plaisir et l'appétit de chaque membre de la famille.

Mais, pour le succès de votre amaigrissement, soyez attentif(ive) à ne pas dépasser la quantité de matières grasses proposée ; qu'il s'agisse d'huile, de beurre, de crème ou de sauce, efforcez-vous de servir les matières grasses à part afin que chacun puisse en prendre selon ses goûts et que vous-même puissiez quantifier plus facilement votre portion.

Entrée, laitage, dessert : les satellites

Le plat complet fournit à votre organisme tous les éléments dont il a besoin pour votre triple objectif : maigrir, être en forme et rester en bonne santé. Le reste de votre dîner est facultatif, que ce soit l'entrée, le laitage ou le dessert : vous pouvez fort bien en profiter à chaque dîner, comme vous en passer quand vous n'en avez pas envie. Certains soirs, vous prendrez une entrée et pas de laitage, d'autres soirs un laitage et un dessert mais pas d'entrée, certains soirs les trois, et d'autres enfin aucun. Là aussi, c'est votre choix personnel qui prime.

➤ *L'entrée*

Si entrée il y a, il est important qu'elle ne comporte ni féculent ni matière grasse ; cela signifie que vous la confectionnerez essentiellement à base de légumes, que ce soit sous la forme de crudités ou d'un potage.

Les crudités

Les crudités correspondent à des légumes consommés sous leur forme crue (voir page 59, pour la liste des légumes). Vous pouvez manger ces crudités :

— soit « à la croque au sel », tels des tomates ou des radis, avec du sel ou du poivre mais sans matière grasse, c'est-à-dire sans beurre ni huile,
— soit sous la forme d'une salade, mais alors vous ne mettrez pas d'huile dans la sauce. Cela ne vous empêche pas, bien au contraire, de l'assaisonner avec du vinaigre, du citron, de la moutarde, de la sauce soja, des herbes, etc.

Les potages

Les recommandations sont ici les mêmes que celles proposées pour le repas de midi : un potage de légumes, sans pomme de terre ni crème, soit fait maison, soit surgelé.

Pour qui l'entrée est-elle intéressante ?

C'est surtout dans les circonstances suivantes que l'entrée aura un intérêt pour vous :

▪ si vous êtes habitué à prendre le soir un repas avec plusieurs plats, dont une entrée, il serait frustrant pour vous et pour vos proches de vous en passer ;

▪ si vos proches ont l'habitude de consommer de la charcuterie en entrée, prévoyez conjointement une salade qui vous permettra de partager de façon agréable ce moment avec eux ;

- si vous avez besoin d'avoir l'estomac bien rempli pour vous sentir rassasié.

> Mais attention, le fait de prendre une entrée ne remplace pas le légume pris avec le plat complet. Il est vraiment important, pour ce dernier, que vous associiez *en même temps* féculents et légumes.

Si une salade sans huile ou un potage sans crème vous apparaissent particulièrement fades, sachez que vous pouvez fort bien consommer avec l'entrée la quantité de matières grasses proposée initialement avec le plat complet ; il vous suffira, dans ce cas, de prendre un plat principal sans matière grasse. Par exemple, une salade frisée avec de l'huile en entrée, puis un plat principal avec du saumon, du riz et des courgettes, mais sans matière grasse.

➤ *Le laitage*

Grâce aux féculents et à la viande (ou au poisson et aux œufs) de votre plat complet, votre corps dispose de suffisamment de protéines pour ne pas avoir besoin d'un produit laitier à chaque dîner. Ceci explique que le laitage soit facultatif, à apprécier ou à délaisser selon votre inspiration du moment.

Rappelez-vous cependant que les produits laitiers sont la meilleure source de calcium, important pour votre squelette et vos dents. Que ce soit pendant ou entre les repas, il vaudrait mieux que vous en preniez au moins deux par jour.

Oublier le fromage après le plat principal ne vous posera pas de problèmes insurmontables, tout du moins je l'espère.

Un laitage plutôt que du fromage

Pendant votre phase d'amaigrissement, je vous conseille de prendre un laitage (yaourt ou fromage blanc, voir page 30) plutôt que du fromage. En effet, le fromage est nettement plus gras, et ce, quel qu'il soit : classique, allégé ou frais comme le saint-marcellin, la « Brousse » ou certains fromages de chèvre. Par ailleurs, sa consommation appelle souvent celle de pain. Enfin, devant un plateau de fromages, il est difficile de se limiter à un seul morceau.

Soit vous n'êtes pas très amateur de fromages, et vous pourrez facilement vous en passer. Soit vous les appréciez vraiment beaucoup, et en ce cas, je vous propose non pas de vous sentir frustré en ne prenant qu'un petit morceau chaque soir, mais plutôt de vous octroyer une ou deux fois par semaine un « repas fromages » (voir page 129), qui vous permettra de déguster plusieurs fromages sans pour autant mettre à mal votre projet d'amaigrissement.

➤ *Le dessert*

Les fruits

Une première solution pour votre dessert, et sans doute la meilleure tant pour votre santé que pour votre ligne, consiste à prendre un fruit, parmi ceux que vous aimez, en fonction des saisons et en sachant (voir page 32) à quoi correspond une portion de fruits.

Je vous rappelle qu'il vaut mieux manger des aliments solides que mixés : ils rassasient mieux et facilitent ainsi la perte de poids. Vous avez donc intérêt à prendre vos fruits frais, éventuellement coupés en morceaux, par exemple avec du fromage blanc, mais à ne pas abuser des compotes. En revanche, un fruit au four (par exemple une pomme au four) ou des fruits pochés (poires, pommes, prunes, ananas, cerises, abricots, etc.) sont deux manières gourmandes et sans risque de varier les plaisirs.

Idées fausses sur les fruits

Contrairement à une idée très répandue, les fruits constituent un excellent dessert. Ils peuvent fort bien être consommés en fin de repas, sans subir ni « fermentation » ni « mauvaise digestion dans l'intestin ».
De plus, l'idée que les fruits, lorsqu'ils sont pris en dehors des repas, ne font pas grossir, alors qu'en fin de repas, ils sont mauvais pour la ligne, est complètement farfelue.

Les mélanges fruits et laitages

Pourquoi ne pas mélanger votre laitage avec votre fruit, pour un dessert original et savoureux ? Le yaourt et le fromage blanc s'associent très bien avec des fruits coupés en morceaux (pommes, bananes, poires, abricots, etc.) ou avec des fruits rouges (fraises, framboises, groseilles, mûres, myrtilles, etc.). Le sucre, naturellement présent dans les fruits, vient alors adoucir la saveur un peu aigre du laitage. Ainsi, vous composerez des desserts gourmands et colorés, parfaitement compatibles avec votre projet d'amaigrissement.

Pour le choix des laitages, voir page 30.

Fruits et laitages pour votre dessert

Quelques exemples

— Des fraises aux feuilles de menthe et un yaourt nature.
— Une pomme au four et aux framboises avec un fromage blanc à la cannelle.
— Une poire pochée aux épices et un fromage blanc vanillé.
— Une salade d'agrumes à la menthe et un fromage blanc.
— Une salade de fruits aux framboises et kiwi avec un verre de lait vanillé.
— Trois abricots et un verre de lait fermenté.
— Une pomme en quartiers et un yaourt aux fruits des bois.
— Une banane pochée à l'orange et un fromage blanc.
— Une papillote de fruits d'hiver à la cannelle et un yaourt nature.
— Une poire au four et un verre de lait chaud à la cannelle.
— Un pamplemousse en quartiers et un fromage blanc.
— Une poire au jus de citron et un lait parfumé au thé.
— Méli-mélo de raisin (blanc et noir) et un yaourt nature.
— Une pêche pochée à la cannelle et un fromage blanc.
— Une salade de fruits d'été (fraises, framboises, groseilles, myrtilles) et un lait frais à la menthe.
— Un bavarois à la vanille et des cerises.

Tartes et sorbets

Vous serez certainement tenté de temps à autre par des desserts plus gourmands qu'un simple fruit. Vous auriez certes des difficultés à maigrir en prenant chaque soir un sorbet ou une tarte ; en revanche, vous parviendrez parfaitement à perdre des kilos tout en remplaçant le fruit :

— par deux boules de sorbet, deux fois par semaine,
— par une part de tarte aux fruits, une fois par semaine.

Ces propositions ne sont, bien sûr, pas des obligations, mais sachez que vous pouvez y céder sans pour autant nuire à votre amaigrissement. Vous serez donc, j'espère, plus décontracté lors de vos sorties au restaurant ou chez des amis. Si vous le souhaitez, vous pouvez remplacer la part de tarte aux fruits par une part de crumble, de clafoutis ou d'apfelstrudel. L'important est que cette pâtisserie comporte des fruits.

➤ *Le pain*

Le pain s'apparente aux féculents (voir page 224), mais, pour l'instant, je vous déconseille d'en prendre au dîner. Contentez-vous d'en manger, autant que vous le voudrez, au petit déjeuner.

Votre programme en un coup d'œil[1]

Petit déjeuner ***À votre rythme***	■ Pain* ou céréales à volonté, selon votre appétit. ■ 1 laitage. ■ 1 fruit non pressé. * *Avec une noisette de beurre et une à trois cuillères à café de confiture ou de miel sur vos tartines.*	
Déjeuner ***Un repas léger parmi les 4 formules suivantes***	**Déjeuner « fruité »** ■ 1 ou 2 fruits. ■ 2 ou 3 laitages. **Déjeuner « sur le pouce »** ■ 2 ou 3 œufs ou tranches de jambon ou 1 blanc de poulet ou 100-150 g de thon ou maquereau en conserve ou encore de saumon fumé. ■ Légumes à la croque au sel ou en salade (dans ce cas, préparez une vinaigrette sans huile).	**Déjeuner « substitut »** ■ 1 substitut de repas. ■ 1 fruit et/ou 1 yaourt. **Déjeuner « plat chaud »** ■ 1 beau morceau de volaille ou de poisson. ■ Légumes à volonté, cuits et préparés sans matière grasse.
Dîner ***Un repas copieux***	***Entrée (facultative)*** ■ Crudités ou potage de légumes sans matière grasse. ***Plat principal*** **(plat chaud ou salade composée)** ■ Environ 100 g de viande, volaille, poisson ou 2 œufs (la moitié si c'est trop). ■ Féculents à volonté, selon votre appétit + volume de légumes supérieur ou égal à celui des féculents. ■ Une cuillère à soupe d'huile* (10 g). ***Laitage (facultatif)*** ***Dessert (facultatif)*** ■ 1 fruit (peut être remplacé deux fois par semaine par deux boules de sorbet, une fois par semaine par une part de tarte aux fruits). * *Vous pouvez remplacer l'huile par une autre matière grasse (voir page 68).*	

1. Ce résumé de la méthode peut vous être utile dans vos déplacements. Mais n'oubliez pas qu'il ne prend sens qu'intégré au sein des nombreux conseils et variantes de cet ouvrage. Ce ne sont que des grandes lignes que ces conseils vous permettront d'adapter à vos besoins et à vos envies.

CHAPITRE 3

Vos boissons

Vous avez intérêt à boire au moins un litre et demi par jour, pour nettoyer votre organisme et avoir une meilleure sensation de satiété. Si vous le souhaitez, vous pouvez bien sûr boire plus d'un litre et demi. En fait, buvez à volonté, mais pas moins que ce litre et demi quotidien.

Selon votre convenance, buvez aux repas ou entre les repas, cela n'a pas grande importance. Contrairement à une idée reçue, boire pendant les repas ne ralentit pas l'amaigrissement, mais, bien au contraire, concourt à calmer l'appétit et permet, lorsqu'on est un peu nerveux à table, de se donner une contenance et d'avoir quelque chose en bouche qui ne fasse pas grossir.

L'eau, quand vous voulez

L'eau est la seule boisson indispensable ; que vous choisissiez l'eau du robinet ou une eau minérale, l'eau devrait être la boisson de base de vos repas, ce qui ne vous empêche pas, on le reverra, de prendre du vin à table.

Les eaux gazeuses sont légèrement salées, ce qui peut participer à la rétention d'eau si vous y êtes sujet et donc ralentir votre amaigrissement ; aussi, vous aurez intérêt à limiter votre consommation d'eau gazeuse à un demi-litre par jour, sauf pour les eaux de Perrier, Salvetat et Vittelloise qui ne sont pas plus salées que les eaux plates.

Sodas et jus de fruits, à éviter

Vous avez intérêt à éviter les sodas et toutes les boissons sucrées, qu'elles soient gazeuses ou plates ; en effet, le sucre contenu dans ces boissons ne calme pas l'appétit ; il fait facilement grossir et, par ailleurs, il est très rapidement assimilé, ce qui rend plus difficile la fonte de la graisse.

Les jus de fruits ont un inconvénient commun avec les sodas : consommés sous une forme liquide, leur glucide (le fructose) calme moins l'appétit et rend plus difficile votre amaigrissement. Cette propriété concerne tous les jus de fruits du commerce, qu'ils soient ou non « 100 % jus de fruits », mais également les fruits pressés par vos soins. Les fruits sont faits pour être mangés et non pour être « bus ».

Les boissons à éviter

Types de boissons	Noms de marques
Sodas au cola	Coca-Cola, Pepsi-Cola, Stand-up cola, Sao-cola, etc.
Sodas aux fruits	Orangina, Fanta, Brut de pomme, Sprite, Schweppes, Liptonic, Gini, Ricqlès, Canada Dry, Seven up, etc.
Boissons plates aromatisées aux fruits (20 % de fruits)	Oasis, Banga, Tropico, etc.
Nectars de fruits (minimum 45 % de fruits)	Joker, Fruité, Cidou, Kergal, Goa, Granini, Pampryl, etc.
Jus de fruits à base de jus de fruits concentré	Kergal, Minute Maid, Fruité, Goa, Carmina, Norky, etc.
100 % pur jus de fruits	Tropicana, Teisseire, Cidou, Joker, Tropical Sun, Pampryl, Granini, etc.
Boissons aromatisées au thé	Ice Tea (Lipton), Nestea, Java Iced Tea (Auchan), etc.
Sirops de fruits	Teisseire, Sirolo, Sirop sport, Sirop frutile, Java, Moulin de Valdonne, etc.

Les boissons light, sans abus

Contrairement à leurs grandes sœurs, très sucrées, citées plus haut, les boissons « light » sont peu caloriques en raison du remplacement du sucre par un édulcorant ou un mélange d'édulcorants. Ces édulcorants sont pratiquement dépourvus de calories, ce qui apparemment les rend inoffensifs pour vos kilos.

Les boissons light ont cependant deux inconvénients, relativement mineurs, mais deux inconvénients quand même :

- elles déclenchent une légère sécrétion d'insuline par le pancréas, l'insuline étant une hormone qui risque, pour certains d'entre vous, de rendre l'amaigrissement plus difficile,
- elles entretiennent ou accentuent l'attirance pour le sucré.

Aussi, si vous ne pouvez pas vous passer de sodas ou de boissons sucrées, je vous conseille de les remplacer par ces boissons light mais sans en abuser : contentez-vous d'un verre par jour, voire deux ou trois à l'occasion d'une soirée.

Les eaux aromatisées, si vous aimez

Les eaux aromatisées sont des eaux minérales dans lesquelles on a ajouté des extraits de plantes (en général de la menthe, du citron ou de l'orange) mais pas de sucre ;

l'apport calorique est alors totalement négligeable, et ces boissons ne vous font pas grossir. Si vous les appréciez, vous pouvez donc en prendre autant que vous le souhaitez, mais si possible entre les repas et non pas pendant : tant pour des raisons gastronomiques que nutritionnelles, sachez apprécier vos repas en buvant de l'eau « nature ».

Plusieurs eaux minérales proposent des eaux aromatisées :

— les eaux plates : Volvic (menthe, citron, orange),
— les eaux gazeuses : Badoit (menthe, citron), Perrier (citron jaune, citron vert), Salvetat (citron, orange).

Méfiez-vous de certains produits, proches de ces eaux aromatisées, mais qui, pour leur part, sont sucrés, comme les eaux parfumées au thé (Volvic au thé) : même si c'est à une concentration moindre, elles ont, comme les sodas, l'inconvénient de vous apporter du sucre sous une forme liquide.

Thés et tisanes : une panacée ?

C'est volontairement que je parle de thés et de tisanes au pluriel, car l'un des intérêts de ces boissons est leur diversité de goûts : il existe un grand nombre de thés, de quoi satisfaire chacun d'entre vous, depuis un thé classique comme le Darjeeling, le Ceylan ou le thé vert, jusqu'aux thés parfumés à la vanille, au caramel ou aux extraits de fruits. De même, qu'elles soient traditionnelles ou industrielles, le nombre de tisanes a de quoi impressionner celui qui souhaiterait les goûter toutes.

L'intérêt de ces boissons se situe à plusieurs niveaux :

▪ *La saveur ;* si vous les appréciez, profitez de leur diversité pour varier les plaisirs.

▪ *Le cérémonial* qui sied à leur préparation puis à leur consommation : faites chauffer de l'eau, puis versez-la dans une théière sur votre sachet de thé ou de tisane (ou mieux du thé ou de la tisane achetés en vrac, souvent plus savoureux). Après quelques minutes d'infusion, dégustez votre thé ou votre tisane dans une jolie tasse ; selon vos goûts, ajoutez-y ou non un nuage de lait ou quelques gouttes de citron. Tant la préparation que la dégustation ont un effet apaisant par elles-mêmes. C'est souvent utile aux heures où l'on mange plus par stress, par énervement ou par ennui que par réelle sensation de faim, notamment en début ou en fin de soirée.

▪ *Leurs atouts santé :* on a longtemps prêté certaines vertus spécifiques aux tisanes, comme celle de permettre un meilleur transit ou de procurer un effet calmant avant la nuit. Mais on découvre maintenant, avec des données tout à fait scientifiques, les effets protecteurs du thé (riche en tanins) vis-à-vis de certains cancers (comme celui de la prostate) ou encore des maladies cardio-vasculaires.

N'hésitez donc pas à boire des thés et des tisanes, que ce soit au petit déjeuner, dans la matinée, dans l'après-midi ou le soir après le dîner, avec un bon livre ou en regardant la télévision. Pour que cette pratique soit bénéfique à votre poids, consommez-les sans sucre.

Si vous avez du mal à apprécier le thé ou la tisane sans saveur sucrée, deux solutions s'offrent à vous :

▪ La première, que je vous conseille : changez de marque de thé ou de tisane, essayez d'autres produits, sortez des sentiers battus. Il est probable qu'une saveur plus marquée et plus agréable vous satisfasse suffisamment pour ne pas avoir besoin d'être sucrée.

▪ La seconde solution : mettre un édulcorant tel l'aspartame ou la saccharine.

Le café, pour le plaisir

Contrairement à une idée reçue, boire du café n'est pas incompatible avec un projet d'amaigrissement. Le café (non sucré) ne fait pas grossir. Certes, il entraîne une petite sécrétion d'insuline par le pancréas, mais celle-ci est compensée par une augmentation des dépenses d'énergie : il fait brûler des calories par l'organisme. Si vous n'aimez pas le café, bien entendu, vous n'avez pas besoin de vous forcer à en boire. Mais si vous l'appréciez, ne vous en privez pas.

Comme pour le thé ou la tisane, choisissez une variété de café de qualité, afin d'en tirer le maximum de plaisir et de pouvoir le boire sans sucre ; si cette dernière option vous paraît trop difficile, prenez-le avec un édulcorant.

Le café accélère le rythme du cœur ; ce phénomène n'est pas gênant pour la plupart d'entre vous. Cependant, si vous êtes hypertendu ou si vous avez des troubles du rythme cardiaque, vous avez intérêt à ne pas en abuser : contentez-vous de deux ou trois cafés par jour ou, autre solution, tournez-vous vers le café décaféiné. Le même conseil s'adresse à ceux que le café empêche de dormir.

Jus de tomate et citron pressé, des vertus non caloriques

À la différence des autres jus de fruits, le jus de tomate et le citron pressé sont très peu caloriques. Ils peuvent donc constituer une boisson agréable pour ceux qui souhaitent boire, à l'heure de l'apéritif ou dans la journée, autre chose que de l'eau. De plus, ils ont chacun des vertus nutritionnelles.

- À l'instar des tomates fraîches ou des tomates cuites, le jus de tomate participe à la prévention des maladies cardio-vasculaires dont sont relativement protégés les grands consommateurs de tomates. Selon vos goûts, n'hésitez pas à l'agrémenter de sel au céleri ou de tabasco (quelques gouttes de sauce au piment).
- Le citron pressé est riche en vitamine C mais, à la différence de l'orange ou du pamplemousse pressé, il apporte très peu de fructose. Pour compenser sa saveur acide, il est souvent indispensable de l'allonger avec de l'eau ; au besoin, sucrez-le avec un édulcorant, mais évitez le sucre.

Les boissons alcoolisées

Riche en énergie (7 calories par gramme, soit près de deux fois plus que les protéines et les glucides, et presque autant que les lipides), l'alcool ne se convertit pourtant pas en graisse dans le corps : il est essentiellement brûlé par nos cellules. Cependant, outre ses effets dangereux pour la santé, l'alcool fait grossir lorsqu'il est consommé en quantités importantes : en effet, il rend plus difficile la combustion des graisses par notre corps, ce qui nuit à l'amaigrissement. Ce phénomène est net lorsqu'on mange gras : la répétition de repas à la fois gras et bien arrosés en alcool est une source incontestable de prise de poids.

En revanche, il est possible de boire quotidiennement de petites quantités d'alcool sans nuire à sa santé ni à son projet d'amaigrissement.

Le vin, juste ce qu'il faut

Comparé aux autres boissons alcoolisées, le vin a l'avantage de contenir des tanins aux effets protecteurs – supposés ou prouvés selon les cas – sur certaines maladies telles que les maladies cardio-vasculaires ou la maladie d'Alzheimer. Cette qualité est essentiellement l'apanage des vins rouges, plus riches en tanins que les vins blancs. De plus, le vin est peu ou pas sucré car la fermentation transforme les sucres du raisin en alcool ; là aussi, le phénomène est plus net pour le vin rouge que pour le vin blanc.

Ces bénéfices se manifestent pour de petites doses quotidiennes (un à deux verres de vin pour une femme, un à trois pour un homme, un verre correspondant à douze centilitres environ). En revanche, des consommations plus importantes comportent des risques indéniables pour la santé.

Si vous n'avez pas l'habitude de boire du vin, ne vous sentez pas obligé d'en boire pour être protégé : les fruits et les légumes, que vous consommerez en quantités importantes avec le régime que je vous propose, sont eux aussi très riches en tanins protecteurs, de même que le thé. Par ailleurs, on ne peut nier qu'une personne qui n'a jamais bu auparavant de boissons alcoolisées et qui commence à en boire présente toujours un risque, même faible, d'en consommer progressivement de plus en plus, puis de devenir alcoolo-dépendant, c'est-à-dire de ne plus pouvoir s'en passer.

Vin et régime : mode d'emploi

Si vous n'avez pas l'habitude de boire du vin, n'en buvez pas.
Si vous êtes une femme et que vous l'appréciez, consommez un ou deux verres de vin par jour (un verre correspond à 12 cl) : cela ne vous empêchera pas de maigrir.
Si vous êtes un homme, vous pouvez, si vous en avez envie, boire jusqu'à trois verres quotidiens (une demi-bouteille de 75 cl). En effet, l'organisme des hommes supporte généralement mieux l'alcool que celui des femmes.

La bière, à éviter

Produite avec des ingrédients de qualité (orge, houblon, etc.), la bière est une boisson riche en vitamines B et plus faiblement alcoolisée que le vin. Même si c'est de façon moins nette que le vin, la bière a probablement elle aussi un effet protecteur sur le cœur par son action au niveau du bon cholestérol. Cependant, je vous recommande de l'éviter si vous souhaitez maigrir : en effet, outre sa composition en alcool, elle est relativement riche en sucre, la conjonction des deux n'étant pas favorable à une combustion de vos graisses.

Les autres boissons alcoolisées : faites le bon choix

À l'heure de l'apéritif, il est souvent plaisant de boire autre chose que de l'eau ou qu'un verre de vin. Si vous le souhaitez, vous pouvez remplacer un des deux verres de vin que je vous propose au quotidien par une coupe de champagne (champagne brut si possible, car alors peu sucré) ou par un doigt (horizontal et non vertical !) d'un alcool plus fort non sucré : pastis, vodka, whisky, rhum ou gin par exemple.

Si vous concoctez des cocktails, faites attention à éviter d'associer sucre et alcool : prenez, par exemple, une boisson light comme le Coca-Cola light avec un doigt de whisky ou encore du Schweppes light avec un doigt de gin.

Les vins cuits, tel le porto, sont à la fois riches en alcool et en sucre ; il vaudrait mieux vous abstenir.

Jours de fête

Si pour vous la consommation de boissons alcoolisées ne s'entend pas au quotidien, mais plutôt lors de moments un peu exceptionnels avec des amis ou en famille, vous pouvez grouper votre consommation d'alcool sur deux ou trois occasions. Dans ce cas, vous prendrez, par exemple, une coupe de champagne ou un whisky en apéritif puis trois ou quatre verres de vin au repas, et éviterez ensuite toute boisson alcoolisée pendant deux ou trois jours.

Comment boire au mieux pour maigrir (et pour optimiser votre santé)

Boissons	Combien	À quels moments
Eau du robinet ou en bouteille plate ou gazeuse	Selon votre soif (et si possible au moins 1 litre par jour).	Pendant et entre les repas.
Sodas sucrés, sirops, jus de fruits, fruits pressés	À éviter. Pour votre poids, le moins sera le mieux.	Exceptionnellement, à l'occasion d'un événement particulier (anniversaire, fête, etc.).
Boissons light	Éviter de dépasser un verre par jour.	Au moment le plus agréable pour vous.
Eaux aromatisées	Selon votre soif.	Entre les repas.
Thés et tisanes	Selon votre soif.	Au petit déjeuner, dans la matinée, à l'heure du thé, après le dîner...
Café	Selon votre plaisir.	Au petit déjeuner, en fin de repas, entre les repas.
Jus de tomate, citron pressé	Selon votre plaisir, un ou deux verres par jour.	À l'heure de l'apéritif, dans la matinée ou dans l'après-midi.

Vin, champagne brut	Éviter de dépasser quotidiennement deux verres, soit 25 cl par jour (trois verres pour les hommes).	Pendant les repas ou à l'heure de l'apéritif.
Bière, cidre	À éviter.	Exceptionnellement, à l'occasion d'une réunion entre amateurs.
Vodka, whisky, gin, pastis	Ne pas dépasser un « doigt » par jour (réduire parallèlement les quantités de vin).	À l'heure de l'apéritif. Ne pas associer avec un soda sucré.
Porto et autres vins cuits	À éviter.	Exceptionnellement, à l'occasion d'un événement particulier (anniversaire, fête, etc.).

CHAPITRE 4

Les moments délicats

Certaines circonstances, certains moments de la journée ou de la vie sont moins propices à la conduite d'un régime. Ce sont en quelque sorte les écueils que vous pouvez croiser au cours de votre navigation. Rien de bien inquiétant toutefois si vous savez être vigilant et réagir dans le calme et la sérénité. Que ce soit en vacances ou au restaurant d'entreprise, chez des amis ou lors d'une fringale, n'ayez plus peur de ces moments délicats qui ne mettront pas en péril votre réussite.

Si vous avez envie de manger entre les repas

Au sens médical du terme, la fringale correspond à un manque d'énergie de l'organisme qui se traduit par une sensation de faim et une recherche impérieuse de nourriture. Dans le langage courant, avoir une fringale signifie avoir envie de manger, quelle qu'en soit la raison. Voyons ensemble quelles en sont les principales causes, et quelles solutions y apporter.

Bien définir les causes de vos fringales

➤ *La faim*

Pensez d'abord au plus simple : si vous avez envie de manger entre les repas, c'est peut-être parce que vous avez faim. La faim se manifeste généralement par un creux au niveau de l'estomac, par une certaine nervosité, par une faiblesse et des sueurs (voire, à l'extrême, par une perte de connaissance liée à l'hypoglycémie). Cela signifie que votre corps manque d'énergie pour continuer à bien fonctionner et pour assurer les activités que vous souhaitez lui imposer. Souvent, la fringale est tout simplement liée à des repas trop légers et à une absence de glucides lents.

Paradoxalement, la faim peut aussi être provoquée par un excès de glucides, lorsque ceux-ci sont des glucides rapides, comme on en trouve dans les sodas et les jus de fruits : ces glucides sont vite assimilés par l'organisme mais entraînent, en retour, une sécrétion d'insuline par le pancréas qui, elle-même, va diminuer le niveau du sucre dans votre sang (la glycémie), d'où une faiblesse et un malaise dans l'heure qui suit.

Un fruit pour calmer une fringale

Pour calmer une fringale liée à une réelle sensation de faim, vous avez besoin d'une énergie qui soit rapidement disponible pour votre organisme, mais qui n'entraîne pas de réaction par le pancréas telle que celle décrite plus haut.

Un fruit fera parfaitement l'affaire, puisqu'il vous fournit du fructose, un glucide dont votre organisme peut rapidement disposer mais qui n'entraîne pas de sécrétion d'insuline excessive. La banane en particulier est un bon candidat, il ne faut pas en avoir peur : on peut maigrir en mangeant des bananes, contrairement à une des nombreuses idées reçues qui circulent sur les problèmes de poids.

➤ *Le stress*

Il est très fréquent que l'on ait envie de manger non parce que l'on a faim, mais pour calmer une certaine nervosité, pour soulager un stress. Cette réaction n'a rien d'aberrant et est même parfaitement saine : le fait de manger un aliment que l'on apprécie conduit le cerveau à fabriquer des molécules appelées « opiacées endogènes », molécules qui calment et relaxent. Une telle attitude est moins dommageable pour votre santé que si vous développiez un ulcère de l'estomac ou un infarctus, ou si vous adoptiez des comportements plus dangereux tels que, par exemple, l'alcoolisme. Mais pour votre projet minceur, manger en réponse au stress risque de tout remettre en question.

Il est un moment où l'envie de manger se manifeste tout particulièrement : c'est lorsque vous rentrez à votre domicile le soir, après une journée de travail. Fréquemment, surtout chez les femmes, l'envie de manger est ressentie comme impérieuse, souvent favorisée par les stress de la journée ou par les « obligations » de la soirée (préparation du dîner, retrouvailles avec les enfants, le conjoint, etc.). Le fait de pouvoir manger apparaît alors comme le seul espace de liberté qui subsiste entre les contraintes professionnelles, d'une part, les contraintes familiales, de l'autre. Cette attitude se rencontre aussi de plus en plus souvent chez les hommes, notamment lorsqu'ils rentrent tard chez eux après une longue journée de travail : le premier geste sera alors d'ouvrir le réfrigérateur en attendant le dîner.

Si tel est votre cas, vous pouvez d'abord essayer de trouver un autre moyen de vous relaxer : prendre un bain, écouter de la musique, lire un magazine, etc. Mais, bien sûr, ce genre de subterfuge est parfois inconcevable, par exemple pour un certain nombre de mères de famille qui ont beaucoup trop à faire quand elles rentrent chez elles. Dans ce cas, mangez, mais suivez mes conseils (voir pages suivantes) afin que cette prise de nourriture ne nuise pas à votre projet d'amaigrissement.

➤ *L'ennui*

Si le stress est parfois à l'origine de la prise de nourriture, l'absence de stimulation et l'ennui peuvent avoir la même conséquence. On mange alors pour trouver, à travers la nourriture, les sensations que l'on n'a pas par ailleurs. Une telle situation se retrouve souvent le week-end, notamment pour des personnes qui vivent seules : cette période de deux jours « à remplir » est parfois difficile à vivre.

Si tel est votre cas, un premier conseil : tentez d'analyser les raisons pour lesquelles votre vie est souvent envahie par l'ennui. Cette analyse, vous pouvez la réaliser seul, mais également en parlant à un très bon ami, ou encore à un médecin ou à un psychologue. Ainsi, vous aurez plus de chance de trouver des solutions de fond à votre problème. En attendant, et si vous ne trouvez pas d'autre moyen pour vous satisfaire, mangez, mais si vous souhaitez maigrir, choisissez les aliments proposés plus bas.

➤ *La gourmandise*

Ce peut être tout simplement la gourmandise qui vous conduit à manger entre les repas. Cette recherche de plaisir gustatif peut être liée à des repas trop tristes ; soignez donc vos repas, choisissez les aliments que vous appréciez afin que vos papilles, satisfaites et repues, ne ressentent pas l'envie de grignoter entre les repas.

Et si cela ne suffit pas : cédez..., mais cédez pour des produits qui vous feront plaisir sans vous faire grossir (voir ci-dessous).

Les solutions pour calmer vos « fringales »

➤ *Manger aux repas*

Si vous mangez souvent entre les repas et que cette attitude vous fasse grossir, un premier impératif : mangez bien pendant les repas. Un manque d'énergie accentue effectivement les prises de nourriture entre les repas. Consommez notamment des glucides lents, tels du pain ou des céréales au petit déjeuner et/ou des féculents au dîner ; cela devrait réduire vos fringales. Et ne sautez pas pour autant votre déjeuner à midi.

Ne croyez pas cependant qu'il soit « interdit » de manger entre les repas ; tout dépend, en fait, de ce que vous consommerez. On peut fort bien maigrir tout en mangeant entre les repas, mais il convient alors de choisir des aliments qui présentent plusieurs qualités : vous satisfaire ; calmer votre appétit ; ne pas nécessiter de préparation ; ne pas entraver votre perte de poids. Comme vous allez le lire, plusieurs solutions sont possibles.

Avec ce régime, vous allez manger copieusement le soir, et notamment une quantité importante de féculents, source de glucides lents que l'organisme apprécie tout particulièrement. Au bout de quelques jours, il est probable que votre corps retiendra « en mémoire » le fait que chaque soir, cette source de glucides lents lui parvient. De ce fait et en raison du contrôle anticipé de l'appétit par ce que l'organisme s'attend à recevoir dans les heures qui suivent, votre besoin de grignoter entre 18 et 20 h s'estompera.

➤ *Boire une boisson agréable et non sucrée*

Le seul fait d'avoir quelque chose en bouche, une saveur agréable, calme souvent l'envie de manger ; quoi de mieux alors que de boire, mais attention, une boisson sans alcool et non sucrée puisque vous voulez maigrir tout en calmant votre désir de manger.

Choisissez une boisson que vous appréciez vraiment ; il est rare que l'eau toute simple suffise. Par contre, profitez de boissons telles que :

— *votre eau gazeuse préférée,*
— *les eaux aromatisées à la menthe, au citron ou à l'orange, mais non sucrées* (Volvic, Perrier, Salvetat),
— *un jus de tomate, ou un citron pressé* (pour ce dernier, sans sucre mais avec un édulcorant si vous le souhaitez),
— *un café, du thé ou une tisane,*
— *une boisson light,* tout en évitant alors d'en consommer plus d'une par jour.

Quelle que soit la boisson choisie, pensez également à l'aspect détente : prenez votre temps, asseyez-vous dans votre salon ou dans votre bureau et savourez ces quelques instants pour vous. Pour plus de détails sur les boissons, voir pages 81 à 93.

➤ *Craquer en croquant*

Si boire ne vous suffit pas, si vous avez besoin de quelque chose de plus consistant, la meilleure solution, tant pour votre santé que pour votre ligne, sera de croquer des légumes... Vous avez le choix entre :

— *les tomates,* en particulier les tomates cerises souvent savoureuses et tellement pratiques,
— *les radis, les cornichons,*
— *les dés de légumes,* que vous pouvez préparer vous-même ou acheter tout prêts : les supermarchés vendent désormais des petits morceaux de concombre, de chou-fleur, de carottes, de céleri et autres légumes sous cellophane.

Dans ce dernier cas, vous éviterez bien sûr de tremper vos morceaux de carottes ou de céleri dans la crème, la mayonnaise, ou de prendre du beurre avec vos radis... En revanche, un peu de sel ne vous fera pas de mal si vous avez du mal à les apprécier sans.

Pour les amateurs de légumes à la croque

Un bon conseil si cette solution vous séduit : sortez vos légumes du réfrigérateur au moins deux heures avant de les consommer, afin qu'ils soient plus savoureux. Pour ne pas « être à court » lors de votre retour à domicile, sortez-les dès le matin avant de partir travailler, placez-les en évidence dans le salon ou dans la cuisine, afin de pouvoir y piocher dès votre retour et de vous éviter ainsi de craquer pour le chocolat, le fromage ou le saucisson.

Vous pourrez également prendre un ou plusieurs bols de potage de légumes, potage chaud en hiver ou glacé en été, même si cette approche est souvent un peu plus compliquée car elle nécessite un minimum de préparation.

➤ *Fruits et yaourts*

Si vos fringales correspondent à une réelle sensation de faim, vous aurez sans doute besoin d'énergie, que ne vous apportent ni une boisson sucrée ni des légumes. La meilleure solution consiste alors à prendre un fruit (non pressé) et/ou un yaourt. Pour le yaourt, vous le choisirez plutôt parmi les moins gras (voir page 30).

Que ce soit une pomme, une banane ou une autre variété, les fruits ont l'intérêt d'être faciles à emporter avec vous, sur votre lieu professionnel ou pendant vos déplacements.

➤ *Et si vous « craquez » pour d'autres aliments...*

Certaines envies de manger ne se calment qu'avec un aliment bien précis, par exemple des biscuits, du chocolat, du saucisson ou du fromage. Outre le plaisir qu'ils procurent, ces aliments apportent des vitamines, des minéraux et plusieurs nutriments intéressants, mais ils ont l'inconvénient d'être gras, d'où une probable difficulté à maigrir si vous en consommez souvent.

Cependant, ne paniquez pas. Si vous « craquez » pour autre chose que les solutions que je vous ai proposées précédemment, faites-le sans culpabilité mais, au contraire, en y prenant plaisir, en appréciant vraiment ce que vous mangez. Profitez-en pleinement, puis reprenez le cap que je vous propose. Cet « extra » ralentira peut-être très légèrement votre perte de poids, mais il ne nuira pas au résultat final, si tant est qu'il ne se reproduise pas régulièrement...

L'heure de l'apéritif

Vous pourrez maigrir tout en satisfaisant aux rites de l'apéritif, que ce soit seul, en couple ou entre amis. Prenez-y du plaisir autant de fois que vous le souhaitez, mais sachez faire la différence entre les amis de votre perte de poids et les autres.

Que boire ?

En apéritif, buvez non sucré. Vous avez le choix entre :

— *une boisson non alcoolisée :*
un jus de tomate,
un citron pressé (sans sucre, avec ou sans édulcorant),

une eau plate,
une eau gazeuse (Badoit, Perrier, Salvetat),
une eau aromatisée aux extraits de menthe, d'orange, de citron (Badoit, Volvic, Perrier, Salvetat, etc.),
une boisson light.

– *une boisson alcoolisée :*

une coupe de champagne (brut de préférence),
un verre de vin rouge,
un verre de vin blanc (mais sans liqueur de cassis, vous éviterez donc les kirs),
un pastis,
un whisky (sec, avec un glaçon, de l'eau ou avec un Coca light),
un gin (avec un glaçon, de l'eau ou avec un Schweppes light),
un doigt de vodka,
un doigt de rhum.

Évitez, en revanche, les jus de fruits ainsi que les sodas sucrés.

Que manger ?

L'idéal, dans ces moments-là, est de consommer des légumes frais :

– *des tomates cerises,*
– *des radis,*
– *des morceaux de légumes : carottes, céleri, chou-fleur, etc.*

Vous éviterez de tremper ces légumes dans de la crème fraîche ou de la mayonnaise, mais vous pouvez les accompagner d'un mélange de fromage blanc avec des herbes fraîches (fromage blanc à la menthe, fromage blanc à la ciboulette et au citron, fromage blanc à la menthe et au basilic, etc.), qui vous fera mieux apprécier leur croquant.

Optez également pour les morceaux de légumes préparés dans du vinaigre (type « pickles » anglais) ou au piment (mais sans huile), ou encore pour les cornichons.

À l'apéritif, évitez
les olives, noires ou vertes : même si elles sont bonnes pour votre santé, elles nuiront à votre ligne car elles sont très grasses,
les fruits secs : cacahuètes, noix, noisettes, noix de cajou, pistaches. En effet, à l'heure de l'apéritif, ils sont généralement présentés sous une forme salée, ce qui conduit à en consommer en trop grand nombre ; or, du fait de leur richesse en graisses, les fruits secs ne peuvent être consommés qu'en petites quantités (deux ou trois par jour),
les biscuits salés, qui réunissent tous les ingrédients pour vous faire prendre du poids : ils sont riches en graisses et en glucides rapides, et ils sont donc facilement stockés sous forme de graisses dans votre corps et ne calment pas l'appétit. Ils sont salés de façon excessive, ce qui conduit à en manger largement au-dessus de ses besoins : lorsqu'on commence à en manger un, on a du mal à ne pas en grappiller un deuxième, puis un troisième, etc. Enfin, on les propose à un moment très « social », l'apéritif, moment qui conduit la plupart d'entre nous à manger de façon « automatique », comme si les circuits nerveux qui contrôlent notre appétit ne fonctionnaient plus,
les petites saucisses et Apéricubes de fromage, trop gras.

Les invitations

Nombreuses sont les occasions de recevoir chez soi ou de partager un repas en famille ou chez des amis. Les moments importants de la vie se célèbrent souvent autour d'une bonne table. Sauf à mener une vie recluse, ce qui n'est pas le propos de ce régime, il n'y a aucune raison de ne pas y participer. Prenez néanmoins certaines précautions, afin que ces moments de joie et de convivialité ne vous empêchent pas de gagner votre bataille contre les kilos.

Recevoir chez soi

Lorsque vous recevez chez vous, les choses sont relativement simples, vous êtes maître ou maîtresse du jeu, et c'est vous qui choisissez le menu.

➤ *L'apéritif*

À l'apéritif, présentez des tomates cerises, des radis ou des morceaux de légumes ; vous pourrez ainsi piocher sans arrière-pensée. Vous vous rendrez compte, par ailleurs, que ces petits plaisirs sont également appréciés par vos convives. Mais présentez-leur aussi des amuse-gueules auxquels ils sont habitués : biscuits salés, fruits secs, etc., tout du moins si vous vous sentez assez fort pour ne pas céder à la tentation. Quant à la boisson, vous savez tout, à présent (voir pages 81 à 93), pour choisir la meilleure.

➤ *L'entrée*

En ce qui concerne l'entrée, vous proposerez une salade, mais n'hésitez pas à l'agrémenter de quelques morceaux de foie gras, d'écrevisses, d'avocat, de saumon fumé, etc. : comme vos convives, vous profiterez de la salade et de sa garniture, sans avoir besoin de chipoter. Afin de modérer la quantité d'huile dans la vinaigrette tout en donnant du goût à votre salade, choisissez plutôt de l'huile d'olive ou de l'huile de noix.

➤ *Le plat principal*

Pour le plat principal, vous présenterez plutôt une volaille ou du poisson, avec, bien sûr, des légumes et éventuellement des féculents ; en l'absence de ces derniers, proposez du pain à vos convives, pain complet si possible, ce qui vous permettra d'y piocher si vous avez faim. Vous pouvez aussi présenter des corbeilles de pain qui associent baguette et pain complet, afin de satisfaire chacun.

Lorsqu'on reçoit, bonne chère est souvent synonyme de plat de viande en sauce traditionnelle, parfois très gras. Dans ce cas, servez-vous un beau morceau de viande, sans limite de taille, prenez de la sauce et des légumes, mais évitez alors pain et féculents. Si ce genre de plat ne se renouvelle pas plus d'une ou deux fois par semaine, cela ne vous empêchera pas de perdre vos kilos.

➤ *Le fromage*

Si vos convives les apprécient, pensez à présenter le plateau de fromages, sans forcément y toucher vous-même...

➤ *Le dessert*

En ce qui concerne le dessert, prévoyez plutôt une préparation à base de fruits : salade de fruits, sorbet, tarte aux fruits, clafoutis, crumble, etc.

Aller manger chez des amis

En apéritif, vous demanderez une boisson non sucrée, alcoolisée ou non (voir pages 81 à 93). Si on vous propose des morceaux de légumes ou des radis, n'hésitez pas à en prendre autant que vous le souhaitez ; en revanche, essayez vraiment de ne toucher ni aux olives, ni aux fruits secs, ni aux biscuits secs, ni aux autres amuse-gueules gras (voir page 105).

Partager avec vos proches un moment de fête autour de la table, c'est prendre part à tout ce qui en fait la saveur. Vous accepterez donc de goûter à tout, mais en petites quantités et sans vous resservir. Vous éviterez également de toucher au pain, ce qui ne devrait pas froisser la personne qui vous reçoit, et ce qui vous évitera de manger trop à un seul repas.

Lorsque vous en avez la possibilité, vous prendrez :

— *en entrée, plutôt une salade de crudités* que de la charcuterie ou du saumon fumé,
— *en plat principal, des légumes* plutôt que des frites ou des pommes de terre sautées,
— *un dessert à base de fruits* plutôt que les gâteaux et les mousses au chocolat, généralement plus gras.
— Enfin, sauf si le sacrifice est vraiment trop important pour vous, *faites l'impasse sur le plateau de fromages.*

Si vous avez peur d'avoir du mal à résister, établissez une « ligne de défense » avant même de partir de chez vous : une heure environ avant d'arriver chez vos amis, prenez des tomates cerises, des radis ou des dés de légumes, éventuellement un potage de légumes ou encore un yaourt et un fruit : ces aliments vous caleront et vous calmeront ; vous serez ainsi plus serein pour accepter l'invitation de vos amis.

Ne paniquez pas, sachez vous rattraper

Après un repas exceptionnel, il est possible que la balance accuse le lendemain 1 à 2 kg de plus. Ne vous morfondez pas pour autant : cette prise de poids correspond, pour les trois quarts, aux aliments en transit dans les intestins ainsi qu'à de l'eau retenue dans votre corps par le sel des aliments : les repas de fête sont généralement plus salés que les repas de tous les jours. Seul un quart du poids pris sur la balance revient à un stockage de graisses supplémentaire dans votre corps. Les jours suivants, vous allez spontanément perdre les kilos correspondant aux aliments en transit et à la rétention d'eau.

Pour ce qui est de la graisse, elle disparaîtra progressivement grâce au régime. Si vous voulez accélérer le processus, effacer rapidement les effets d'un excès ponctuel, prenez une formule légère (voir pages 44 à 52) lors du ou des repas qui précèdent ou qui suivent le repas copieux en question.

Manger au restaurant d'entreprise

Les Français sont de plus en plus nombreux à prendre leur repas au restaurant d'entreprise, lequel se présente habituellement comme un self-service. Si pour vous, ce repas pris entre collègues n'est ni très savoureux ni très convivial, la meilleure solution est sans doute d'y aller le moins souvent possible, et de vous tourner vers l'un des déjeuners légers facile à emporter avec soi (voir pages 45 à 50).

En revanche, si une telle attitude vous paraît difficile ou « punitive », allez au self, mais essayez de choisir vos plats de façon à maigrir.

▪ Une première solution consiste alors, lorsque cela est possible, à vous confectionner un repas léger (voir pages 44 à 52) à partir des aliments qui vous sont proposés. Cela suppose, bien sûr, que les volailles, le poisson, les légumes et les crudités soient présentés sans assaisonnement, ou que vous puissiez remplacer le plat principal par des laitages et des fruits. Cette formule de déjeuner vous permettrait alors de prendre un « repas copieux » (voir page 55) au dîner.

▪ Deuxième solution, prendre votre « repas copieux » (voir page 73) quotidien au déjeuner et non au dîner, et réserver donc le « repas léger » (voir pages 44 à 52) pour le soir. Cela suppose que la cuisine du self soit réalisée avec peu ou pas de matières grasses, et que vous puissiez prendre de concert un féculent et un légume en plat principal ; si ces dernières conditions n'étaient pas remplies, prenez une entrée à base de crudités et un féculent en plat principal.

■ La troisième solution est une demi-mesure, mais c'est la plus réaliste si les matières grasses sont déjà incorporées au plat. Prenez une crudité en entrée, un plat de viande ou de poisson avec des légumes (mais sans féculent) comme plat principal, puis un yaourt et un fruit, à garder éventuellement pour 16 h. Dans ce cas, pour le dîner (chez vous), vous alternerez un jour sur deux un « repas léger » (voir pages 41 à 52) et un « repas copieux » (voir pages 53 à 79).

Aller au restaurant

Si vous allez au restaurant moins d'une fois par semaine, je n'aurai pas d'autre conseil particulier à vous donner que ceux proposés pour vos sorties chez vos amis (voir page 108). Que ce repas pris à l'extérieur soit réellement une fête ; il vous suffira de choisir un des « repas légers » (voir page 41) à l'autre repas de la journée, pour ne pas prendre de poids sur l'ensemble de cette journée.

Le restaurant à la française

Si les repas au restaurant font partie de votre quotidien, s'ils sont incontournables en raison de votre profession, il vous faudra être plus attentif : lorsque cela vous est possible, choisissez la formule entrée + plat ou plat + dessert plutôt que le menu à rallonge.

➤ *L'entrée*

Pour commencer votre repas, optez pour une entrée riche en protéines ou en fibres, mais pauvre en glucides et si possible en graisses. Ainsi, préférez :

— *le plateau de fruits de mer* plutôt que le feuilleté aux langoustines,
— *la salade aux foies de volailles ou aux gésiers,* plutôt que les deux tranches de foie gras avec leurs toasts,
— *la salade de fruits de mer* plutôt que la quiche au saumon,
— *le melon au jambon de Bayonne* plutôt que l'assiette de cochonnailles.

➤ *Le plat principal*

En ce qui concerne le plat principal, prenez autant de fois que vous le pourrez une volaille ou un poisson, avec des légumes, mais sans féculent. En effet, il est rare que les restaurants proposent dans un même plat un légume et un féculent ; dans ce cas, c'est le légume qui prime. Par ailleurs, les féculents, si féculents il y a, sont généralement relativement gras. Que cela ne vous empêche pas cependant de prendre, par exemple, un poisson avec du riz nature ou des pommes de terre vapeur si l'assiette comprend également des tomates à la provençale, des haricots verts ou une ratatouille.

Vous éviterez les fritures, les sauces grasses, et vous ne vous sentirez pas obligé de terminer votre plat.

➤ *Le dessert*

Au dessert, préférez :

— *le sorbet au chocolat amer avec sa crème légère* plutôt que la mousse au chocolat,
— *le bavarois au coulis de fruits, le sorbet ou la salade de fruits au kirsch* plutôt que la crème brûlée ou la coupe de glace avec la crème chantilly,
— *du fromage blanc* plutôt que de la crème fraîche pour accompagner votre *tarte aux fraises* ou votre tarte Tatin...

Restaurant à la française : quelques conseils

— Afin que ces repas au restaurant ne pèsent pas trop lourd sur la balance, évitez le pain, mais prenez, si vous le souhaitez, un ou deux verres de vin.
— En ce qui concerne le plateau de fromages, faites l'impasse...
— Enfin, mangez lentement, buvez de l'eau plate ou gazeuse afin de ne pas vous gaver de tartines au beurre en attendant que vos convives aient terminé leur plat.

La pizzéria

Les pizzas traditionnelles ont de quoi séduire les nutritionnistes : richesse en glucides lents (la pâte à pain), équilibre entre les protéines végétales (la pâte à pain) et animales (le fromage), présence de légumes (les tomates, riches en fibres, en vitamines et en minéraux) et contenu modéré en graisses ; elles constituent donc un excellent plat complet.

Aujourd'hui, les pizzas proposées dans les pizzérias sont souvent plus grasses du fait de leur mode de préparation et de leurs garnitures, plus riches. C'est notamment le cas des pizzas à l'américaine. Cependant, les repas à la pizzéria peuvent fort bien s'harmoniser avec votre projet de perte de poids.

Pour ce faire, suivez ces quelques conseils.

- Choisissez : un plat de pâtes ou une pizza, mais pas les deux.
- Vous n'avez besoin ni de pain, ni d'un plat de viande : c'est la garniture de la pizza qui complétera en protéines d'origine animale les protéines d'origine végétale de la pâte à pain.
- Autre solution, le parmesan râpé dont vous saupoudrerez vos pâtes.
- Soignez la garniture ; choisissez plutôt une pizza classique (napolitaine, marguerite, quatre saisons, capriciosa diavola), ce sont les moins grasses. Attention aux pizzas *calzone,* plus riches en pâte et en graisses. Évitez d'ajouter de l'huile pimentée : cela augmenterait l'apport en graisses de votre pizza, et favoriserait une prise de poids, même si c'est de l'huile d'olive.
- Si la garniture de pizza comporte peu de légumes, en particulier peu de tomates, ou si vous prenez des pâtes, commandez également une salade verte, une salade de tomates ou des aubergines, ou un autre légume afin d'avoir un apport suffisant en fibres.
- Terminez par un sorbet ou une salade de fruits.

Le restaurant chinois

La cuisine chinoise est à la mode, les restaurants chinois proposent des repas économiques, exotiques et souvent savoureux.

Au restaurant chinois, vous avez quatre alliés :

- la cuisson à la vapeur, grâce à la marmite en bambou qui ne nécessite pas l'adjonction systématique de matière grasse,
- le riz nature,
- le thé, qui remplace avec bonheur le vin,
- les baguettes, qui vous obligent à manger lentement...

Le riz peut être remplacé par d'autres sources de glucides lents : les nouilles ou les galettes pour nems, elles aussi réalisées à base de riz ; les haricots noirs ; les vermicelles chinois, provenant d'un mélange entre haricots mango et farine de tapioca.

Vous éviterez, en revanche, le riz cantonnais, généralement plus gras. De même, dans la mesure du possible, vous choisirez les plats préparés à la vapeur ou grillés plutôt que frits.

Lorsqu'il n'y a pas de légume dans votre plat, commandez un potage aux légumes ou une salade. Les associations potage puis Dim Sum (ou « petites bouchées ») à la vapeur, ou encore salade avec des rouleaux de printemps ou des rouleaux impériaux ou des nems constituent des repas équilibrés. Et le canard laqué choisi de temps en temps n'empêchera pas votre poids de descendre. Pour ce qui est du dessert, il est facile de choisir un sorbet ou une salade de fruits exotiques.

Le couscous

Malgré une idée reçue, on peut maigrir tout en allant dans un restaurant de couscous.

Voici quelques conseils pour y parvenir :

- Évitez l'entrée.
- Choisissez la brochette d'agneau ou le poulet plutôt que le mouton, la boulette de viande ou la merguez.
- Prenez beaucoup de légumes de manière à ce que vous ayez dans votre assiette autant ou plus de légumes que de semoule.
- Délaissez le pain qui ferait doublon avec la semoule.
- Évitez les desserts orientaux, particulièrement riches en sucre et en graisses, et prenez plutôt une salade d'orange à la cannelle, deux boules de sorbet, quelques dattes ou, pourquoi pas, un thé à la menthe...

La crêperie

Il n'y a pas qu'en Bretagne que l'on mange de bonnes crêpes. Que ce soit entre amis ou en famille, un repas à la crêperie constitue souvent un plaisir à la fois gourmand, décontracté et (relativement) bon marché. La pâte à crêpe est composée de lait, de farine, d'œufs et d'huile. Lorsque la quantité d'huile dans la pâte est modeste, lorsqu'on choisit la crêpe fourrée de légumes et/ou de crudités, elle constitue donc un plat équilibré et complet.

Pour faire des crêpes salées, encore appelées galettes, on réalise généralement la pâte avec de la farine de blé noir ou farine de sarrasin ; pour les crêpes sucrées, c'est le plus souvent de la farine de blé classique ou farine de froment.

Si vous mangez souvent à la crêperie, ces quelques conseils vous seront utiles pour continuer à perdre du poids sans changer vos habitudes :

▪ Afin d'éviter que votre crêpe ne soit trop grasse, demandez à ce que la pâte à crêpe soit cuite sans beurre. C'est facile si le restaurateur utilise des poêles en Téflon ou des crêpières électriques.

▪ Limitez-vous à deux crêpes : deux salées, ou une salée et une sucrée.

▪ En ce qui concerne la crêpe salée, choisissez une seule garniture riche en protéines plutôt que deux ou trois : jambon *ou* gruyère *ou* œuf. Vous pouvez aussi prendre une crêpe au thon, au saumon (sans crème), aux coquilles saint-jacques, etc. Si cela est possible, demandez également des légumes dans votre garniture : tomates, ratatouille, champignons, oignons, épinards, etc. En leur absence, faites-vous apporter une salade verte ou une salade de tomates avec votre galette.

▪ Pour la crêpe sucrée, choisissez également la sobriété, c'est-à-dire une seule garniture et non plusieurs : crêpe au beurre, ou au chocolat, ou flambée, ou au citron, ou à la banane, ou à la compote, ou aux fruits rouges, etc.

▪ Si vous appréciez le cidre, ne prenez que deux bolées de cidre brut (le moins sucré).

▪ Et si vous avez vraiment très faim, ne prenez pas deux, mais trois crêpes...

Au *fast-food*

Les repas proposés par les *fast-food* sont généralement trop gras pour que l'on puisse maigrir en y allant souvent : songez qu'un repas comprenant un hamburger, une portion de frites de 100 g et un chausson aux pommes fournit déjà à une femme les deux tiers de graisses qu'elle devrait prendre dans la journée ! Par ailleurs, ces repas sont pauvres en vitamines, en minéraux et en fibres.

Cependant, en choisissant bien, il est possible de concilier repas *fast-food* avec la ligne :

▪ Choisissez le hamburger de base (le plus simple et le moins cher) ; délaissez les Cheese Burger, Double Burger et autres Royal et Big Burger : ils sont trop gras.

▪ Prenez une salade plutôt que des frites ; si vous tenez vraiment aux frites, prenez une petite portion, et non une grande. Si vous voulez que votre repas au *fast-food* soit le moins gras possible, vous ne consommerez pas toute la sauce de la salade, ou mieux, vous la remplacerez par de la moutarde, du citron ou du ketchup.

▪ Remplacez le Coca-Cola classique par un verre d'eau ou un verre de Coca light.

▪ Remplacez les desserts (le plus souvent très riches) par un café. Éventuellement, si elle est proposée, prenez une salade de fruits.

La restauration rapide peut également être déclinée sur le mode français plutôt que sur le modèle américain :

▪ Vous préférerez alors un sandwich au pain complet ou au pain de seigle plutôt qu'au pain blanc.

▪ Vous éviterez la mayonnaise ou le beurre, et les remplacerez, si possible, par une sauce au fromage blanc et aux herbes.

▪ Vous prendrez un seul ingrédient riche en protéines et non deux : œuf dur ou jambon, ou saumon, ou thon, ou fromage, etc.

▪ Vous prendrez des crudités (tomate, salade, cornichon) dans votre sandwich, ou, mieux, une barquette de légumes à ses côtés.

Lorsque vous êtes amené à manger à la cafétéria, le mieux est de prendre une salade composée. Si cela vous est difficile, ou si vous avez envie d'autre chose, évitez les produits les plus gras tels que :

— *le friand à la viande,*
— *le friand au fromage,*
— *la quiche,*
— *la tarte aux légumes,*
— *les viennoiseries.*

Il vaudra mieux alors vous tourner vers le croque-monsieur, la portion de pizza, un sandwich ou un hot dog, avec, si possible, un petit panier de légumes à croquer ou quelques feuilles de salade.

Le plateau-télé

À l'heure du dîner comme à celle du déjeuner, je vous conseille d'éteindre votre poste de télévision. En effet, lorsqu'il est distrait par les images du petit écran, le cerveau a plus de mal à contrôler la prise de nourriture ; vous risquez donc de manger plus qu'à votre faim ou de vous sentir mal rassasié quelques heures plus tard. De plus, la télévision nuit à la convivialité du repas, au dialogue et au partage autour de la table.

Néanmoins, vous faites partie de ceux qui ont du mal à éteindre le petit écran, ne serait-ce qu'une demi-heure dans la soirée. Que cela ne vous empêche pas de faire un vrai repas, à table, plutôt que de grignoter par-ci par-là un morceau de pain, de fromage, de charcuterie, des chips, etc.

Et pour ceux qui souhaiteraient plutôt un plateau-télé simple, nous vous proposons quelques idées de repas froids, vite préparés.

Idées de repas froids

Idée 1 Salade niçoise : thon au naturel, œuf dur, tomate, haricots verts, pommes de terre, salade verte Vinaigrette à l'huile d'olive Fromage blanc Fraises ou framboises	*Idée 2* Blanc de poulet et moutarde à l'ancienne Salade de haricots verts et de pommes de terre Roseval Vinaigrette au vinaigre de Xérès Yaourt nature Sorbet au cassis
Idée 3 Légumes à la croque (carottes, chou-fleur, radis) Fromage blanc aux herbes Saumon fumé Laitue croquante et vinaigrette à l'aneth Pommes de terre en robe des champs Une pêche	*Idée 4* Rôti de bœuf froid et cornichons Salade de pâtes : tortis, poivrons rouges et verts en dés, tomates Vinaigrette à l'huile d'olive Prunes

CHAPITRE 5

Comment naviguer ?

Je compare souvent le parcours d'une personne qui souhaite maigrir à une croisière en bateau : on se donne un cap, on cherche à le maintenir, mais on sait très bien qu'à certains moments on va dévier, pour de multiples raisons. Il devient alors primordial de ne pas prendre prétexte de ces dérives pour tout abandonner : si on reprend rapidement le cap, on atteint malgré tout la destination prévue, même si c'est avec retard.

Ainsi, il est probable que vous ne suivrez pas en permanence le régime proposé dans ce livre. Si tel est le cas, vivez vos « extra » sans culpabilité, prenez-y du plaisir mais ensuite, reprenez le cap : cela ne vous empêchera pas de maigrir.

« J'ai besoin de repères en ce qui concerne les quantités de pain et de féculents »

Dans ce régime, je vous propose de prendre autant de pain que vous le souhaitez le matin et autant de féculents que vous le voulez le soir. Cette ouverture, cette liberté n'est pas toujours facile à gérer, notamment si vous vous êtes privé de ces aliments pendant une longue partie de votre vie en espérant maigrir ainsi.

Disposer de repères sur les quantités de pain et de féculents vous aidera alors à vous réhabituer à ces aliments, à les réapprivoiser. Pour y parvenir, commencez par des quantités significatives mais pas trop copieuses (voir tableau ci-après). Mais très vite, après trois ou quatre semaines, mettez-vous à l'écoute de votre appétit et consommez « à volonté » le pain ou les céréales au petit déjeuner, les féculents au dîner.

	Petit déjeuner[1]		**Dîner**
	Pain complet, pain de seigle, etc[1]**.**	**Céréales : flocons d'avoine, müesli non sucré, flocons 5 céréales**	**Féculents**
Femmes	40 à 60 g, soit 2 à 3 fines tranches	40 g, soit 4 à 5 cuillères à soupe	150 g (pesés cuits), soit 3 petites pommes de terre ou 5 à 6 cuillères à soupe de pâtes, riz, semoule, maïs, légumes secs.
Hommes	40 à 80 g, soit 2 à 4 fines tranches	60 g, soit 5 à 6 cuillères à soupe	200 g (pesés cuits), soit 4 petites pommes de terre ou 7 à 8 cuillères à soupe de pâtes, riz, semoule, maïs, légumes secs.

1. Au petit déjeuner, prévoyez du pain *ou* des céréales.

« Je préfère manger plus à midi que le soir »

Si je vous propose de manger plus le soir qu'à midi, ce n'est pas que cela modifie votre métabolisme. C'est seulement parce que l'expérience m'a montré qu'il était généralement plus facile et plus agréable pour la plupart d'entre nous, étant donné le mode de vie actuel, de manger de façon simple et relativement rapide à midi, puis de façon plus conviviale et plus copieuse le soir.

Si le rythme inverse vous convient mieux, cela ne pose aucun problème : vous prendrez le repas copieux à midi et le repas léger le soir.

Vous pouvez aussi alterner les deux pratiques : certains jours manger plus le soir, d'autres plus à midi. Par exemple, garder en semaine le rythme d'un déjeuner léger et d'un dîner copieux, et inverser le dimanche pour profiter d'un déjeuner dominical en famille.

« Je souhaite manger de façon classique au déjeuner et au dîner »

Si vous avez du mal à vous faire à l'aspect quelque peu monolithique et simple du repas de midi, ne vous inquiétez pas pour autant : vous pourrez maigrir tout en mangeant un repas classique au déjeuner. Dans ce cas, vous ne changerez rien ni au petit déjeuner, ni au dîner.

Pour ce qui est du déjeuner, vous le composerez de la façon suivante :

— *une entrée*, facultative, identique à celle proposée pour le dîner page 73,
— *un plat* composé de 100 g de poisson, de volaille ou de viande (si possible une viande peu grasse, voir page 63), ou encore de deux œufs, avec autant de légumes que vous le souhaitez, mais sans féculent ni pain. Vous limiterez la matière grasse pour ce plat à la même quantité que celle proposée pour le soir (voir page 68),
— sont facultatifs en fin de repas : *un laitage* (voir page 30) et *un fruit* (voir pages 32 et 33).

Avec ce système, vous maigrirez peut-être un peu moins vite qu'en optant pour l'une des propositions (voir pages 44 à 52) de repas simple et léger à midi, mais vous maigrirez quand même...

« *Je n'apprécie pas du tout cette façon de manger* »

Aucun régime, pas plus celui-ci qu'un autre, n'est universel. Que ce soit en raison de votre métabolisme, de vos goûts, de votre culture ou de votre mode de vie, il est possible que les conseils proposés dans cet ouvrage ne vous conviennent pas.

Si tel est le cas, n'insistez pas ; parlez-en à votre médecin, médecin généraliste ou médecin nutritionniste : il sera le plus à même de vous aider à trouver une solution mieux adaptée à votre cas.

« *L'huile dans les salades me manque* »

Vous n'appréciez peut-être pas de manger des crudités ou une salade sans huile, que ce soit avec le « déjeuner 2 : le repas sur le pouce » (voir page 48) ou avec l'entrée du dîner. Dans ce cas, deux solutions s'offrent à vous.

La première consiste à ne pas prendre de matières grasses avec votre plat complet, le plat principal du dîner, et à la réserver pour vos salades (une cuillère à soupe d'huile, ou deux cuillères à café, pour la journée).

La seconde est plus gourmande mais risque de ralentir quelque peu votre perte de poids : vous prendrez alors une cuillère à soupe d'huile en plus dans votre journée, soit avec votre salade du déjeuner, soit avec l'entrée du dîner.

« *J'ai faim* »

Comme avec tout régime, il est possible que vous ayez faim la première semaine. Mais généralement, la possibilité de prendre à volonté du pain le matin et des féculents le soir permet de réguler l'appétit et de se sentir bien rassasié. Si cette « alchimie » ne s'opère pas et que vous continuiez à souffrir de la faim, utilisez les moyens suivants pour bien vous caler :

— *mangez un en-cas* dans la matinée et dans l'après-midi, et éventuellement le soir avant de vous coucher (voir page 101 pour le choix des aliments),
— *augmentez vos portions de légumes,*
— *prenez le plus souvent une entrée parmi celles proposées* page 73,
— *augmentez vos portions d'aliments riches en protéines* (voir tableau ci-contre).

Comment augmenter vos portions d'aliments riches en protéines pour avoir moins faim

Pour le repas léger (voir pages 41 à 52)	
Repas léger fruité	4 laitages au lieu des 2 ou 3 prévus
Repas sur le pouce	4 œufs ou 4 tranches de jambon ou 200 g de thon au naturel, de maquereau au vin blanc ou de saumon fumé
Repas léger cuisiné	augmentez vos portions de poisson ou de volaille selon votre appétit
Pour le plat complet (voir pages 53 à 79)	150 g de viande ou de volaille ou 200 g de poisson ou 3 œufs ou 3 tranches de jambon ou 18 huîtres ou 3 laitages ou 80 g de fromage râpé

« Le fromage me manque »

Pour les grands amateurs de fromage, ce régime paraîtra bien triste, car je vous recommande de vous abstenir de ce fleuron de notre gastronomie. Si c'est votre cas, deux solutions s'offrent à vous.

La première est de remplacer le laitage du dîner par une portion de fromage, c'est-à-dire un huitième de camembert ou 30 g d'un autre fromage de votre choix à 45 % ou 50 % de matière grasse (ce qui est le cas de la grande majorité des fromages classiques ; vous n'êtes donc pas « condamné » aux fromages allégés), avec deux fines tranches de pain complet ou de pain de seigle.

Cette option risque de vous paraître quelque peu frustrante, car il est souvent difficile de s'arrêter au premier morceau de fromage... Aussi, je ne vous cacherai pas que ma préférence va plutôt à la seconde option : remplacer le fromage par un laitage peu gras (voir page 30) la plupart des soirs, mais prévoir, un soir par semaine, un « repas fromages » centré autour de vos fromages préférés. Ce repas remplacerait donc le repas copieux proposé pour votre dîner. Vous pouvez aussi le prendre au déjeuner, si tant est que vous réserviez alors le repas léger pour le soir.

Repas fromages pour les vrais amateurs

À déguster une fois par semaine, en remplacement du repas copieux

3 ou 4 morceaux de 30 g de fromages (soit la taille d'un huitième de camembert)	Selon vos goûts, vous pouvez prendre plusieurs morceaux du même fromage ou 3-4 morceaux de fromages différents. Fromages à 45 % et 50 % de matière grasse : bleu, camembert, brie, cantal, carré de l'Est, chaource, coulommiers, edam, emmental, féta, munster, neufchâtel, parmesan[1], pont-l'évêque, reblochon, rouy, saint-paulin, chèvre, Bonbel, tome de montagne[2], etc.
3 à 5 tranches de pain complet, pain de seigle, pain aux céréales, etc.	
Une grande salade, à votre choix :	Par exemple : salade de mâche aux champignons et ciboulette, salade de mâche et de betteraves cuites, salade de haricots verts à l'huile de noisette, salade mesclun aux tomates et haricots verts, salade batavia à la pomme fruit et vinaigrette au citron, salade d'endives aux pommes fruits et huile de noix, salade laitue aux carottes râpées et pomme fruit. *Ne pas dépasser une cuillère à café d'huile[3] pour votre vinaigrette.*
Un ou deux verres de vin *(facultatif)*	
Un fruit ou une salade de fruits ou deux boules de sorbet *(facultatif)*	

1. Le parmesan est naturellement à 35 % MG.
2. La tome de montagne existe également, de façon traditionnelle, à 20 % MG : elle est (presque) aussi savoureuse que celle à 45 % MG.
3. Pour plus de saveurs, utilisez de l'huile de noix, de l'huile de noisette ou de l'huile d'olive.

« La charcuterie me manque »

Si vous avez l'habitude de manger de la charcuterie, vous serez sans doute déçu de vous limiter au jambon cuit. C'est la seule charcuterie que je vous recommande, car c'est la seule qui soit suffisamment riche en protéines et pauvre en matières grasses pour pouvoir remplacer la viande de votre régime.

Deux éléments devraient vous rassurer :

- Il est probable qu'après avoir habitué votre organisme à une cuisine moins grasse, vous vous passiez facilement de charcuterie : vous en aurez moins envie, comme si vous aviez plus de mal à digérer les plats gras.
- Lorsque vous aurez maigri, pour vous stabiliser, vous pourrez renouer de temps en temps avec la charcuterie traditionnelle.

Et si, malgré ces bons conseils, la charcuterie continue à vous manquer, faites un « repas charcuterie » par semaine (comme pour les amateurs de fromages) qui remplacera votre repas copieux. Vous trouverez ci-contre quelques exemples.

Repas charcuterie

Pour les vrais amateurs
À déguster une fois par semaine, en remplacement du repas copieux

1 tranche de jambon blanc ou 3 petites tranches de bacon fumé + 2 ou 3 parts de charcuteries plus grasses	Selon vos goûts, vous pouvez prendre 2 ou 3 portions parmi celles proposées ci-dessous, ou 3 fois la même portion de charcuterie : Une portion = 2 ou 3 fines rondelles de saucisson sec ou de salami (15 à 20 g) ou 1 tranche de pâté (30 à 40 g) ou 1 tranche de jambon cru (50 g) ou 3 tranches de chorizo (15 à 20 g) ou une fine tranche de foie gras ou de rillettes (15 g) ou une tranche de fromage de tête (50 g)

3 à 5 tranches de pain complet, pain de seigle, pain aux céréales, etc.

Une grande salade, à votre choix :	Par exemple : salade de mâche aux champignons et ciboulette, salade de mâche et de betteraves cuites, salade de haricots verts à l'huile de noisette, salade mesclun aux tomates et haricots verts, salade batavia à la pomme fruit et vinaigrette au citron, salade d'endives aux pommes fruits et huile de noix, salade laitue aux carottes râpées et pomme fruit. *Ne pas dépasser une cuillère à café d'huile[3] pour votre vinaigrette.*

Un ou deux verres de vin
(facultatif)

Un fruit ou une salade de fruits ou deux boules de sorbet
(facultatif)

1. Pour plus de saveurs, utilisez de l'huile de noix, de l'huile de noisette ou de l'huile d'olive.

« Le sucré me manque »

Le fait de manger à volonté des aliments riches en glucides lents le matin (grâce au pain) et le soir (grâce aux féculents) « anesthésie » souvent les envies de sucre : même si vous étiez un fervent adepte d'aliments sucrés en fin de repas et/ou entre les repas, il est probable que vous en ressentiez moins le besoin après une quinzaine de jours.

Si ce n'est pas le cas, et si le goût sucré continue à manquer à vos papilles, choisissez alors des aliments sucrés mais peu gras : ils seront de moindre conséquence sur votre poids.

Vous pourrez prendre ainsi :

— *deux ou trois fruits secs* (abricots secs, dattes, figues sèches, etc.),
— *deux ou trois biscuits secs :* petits-beurre, biscuits à thé, biscuits cuillère, langues-de-chat, biscuits à la confiture ou encore une ou deux tranches de pain d'épice,
— *un yaourt agrémenté de confiture* (essayez la confiture de myrtilles sauvages, c'est délicieux !) ou de miel,
— *un verre de lait sucré* au sucre roux ou au miel,
— *deux boules de sorbet.*

Pour que ces douceurs ralentissent le moins possible votre amaigrissement, il est préférable de les consommer avec l'un des laitages ou des fruits prévus dans votre journée. Ainsi, leurs calories seront « diluées » et votre appétit sera mieux contrôlé.

Par ailleurs, évitez de les manger entre les repas mais consommez-les soit à l'heure du dessert, soit, pourquoi pas, en fin de soirée, en regardant la télévision ou en lisant.

« *Je pars en vacances* »

Que l'on parte plusieurs semaines ou un week-end prolongé, que l'on séjourne chez des amis ou en club, il n'est pas toujours facile de suivre un régime pendant les vacances. Ces instants privilégiés doivent être avant tout un moment de détente, et non une période de stress. C'est pourquoi, s'il vous paraît difficile de vous restreindre pendant les vacances, je vous propose de mettre votre régime entre parenthèses ; il sera toujours temps de le reprendre après, lorsque vous serez en pleine forme.

Votre projet pour cette période de vacances sera alors de vous stabiliser. Pour y parvenir et pour ne pas reprendre les kilos que vous auriez perdus auparavant, les conseils qui suivent devraient vous aider.

Pour éviter de prendre du poids pendant vos vacances

Au petit déjeuner	Évitez les viennoiseries, Préférez un fruit plutôt qu'un jus de fruits.
Au déjeuner et au dîner	Prévoyez un, et non deux, « repas gastronomique » par jour. À l'autre repas : limitez-vous à un repas léger (voir pages 45 à 52) ou à un repas à base de poisson ou de volaille et de légumes. Privilégiez les entrées à base de crudités, de salades ou de potage. Évitez les fritures. Ne prenez du fromage qu'un jour sur deux. Préférez les desserts à base de fruits (fruit au couteau, salade de fruits, sorbets, tarte aux fruits, clafoutis, etc.).
Entre les repas	Évitez les boissons sucrées. Privilégiez le thé, le café, les eaux non sucrées, qu'elles soient aromatisées ou non, gazeuses ou non.

« *Je souhaite souffler un peu* »

Contrairement à une idée reçue, vous n'êtes pas tenu de maigrir de façon régulière. Vous pouvez fort bien perdre des kilos, puis stabiliser votre poids à un niveau intermédiaire pendant quelques semaines ou quelques mois, pour ensuite recommencer à maigrir. Chacun sa route, chacun son chemin...

Ces stabilisations à mi-parcours sont particulièrement utiles lorsque :

— *vous avez besoin de « souffler » quelque peu*, de manger autre chose que ce que vous propose votre régime,
— *vous avez du mal à vous habituer à votre nouveau corps plus mince :* dans ce cas, apprendre à percevoir ce corps à mi-parcours avant de remaigrir vous permettra d'éviter un décalage trop important entre votre nouvelle silhouette et votre image « dans la tête », celle que vous avez gardée en mémoire,
— *vous avez de nombreux soucis professionnels et/ou personnels* et, de ce fait, avez ponctuellement besoin d'un plus grand réconfort à travers la nourriture.

Dans ces circonstances, l'objectif sera non pas de maigrir mais de vous stabiliser, jusqu'à ce que votre état d'esprit et votre environnement soient à nouveau en phase pour vous permettre de réussir au mieux une nouvelle étape d'amaigrissement. Les conseils proposés page 146 vous seront utiles pour réussir cet objectif.

N'ayez pas peur de vos « incartades », vous avez, avec ce régime, les moyens de vous rattraper. Parmi les impressions dont m'ont fait part les personnes qui ont suivi ce régime, il en est une qui me tient particulièrement à cœur : « À la différence des régimes que j'ai suivis auparavant, lorsque je fais un écart avec votre régime, je ne reprends pas de poids. »
Un régime ne sera réellement adapté à votre personne que si vous pouvez maigrir bien que, de temps en temps, vous dérogiez à ses préconisations. La vie est rarement une ligne droite : vous vous donnez des objectifs, vous essayez le mieux possible d'y parvenir, mais le fait de trébucher ne doit pas vous empêcher d'avancer ni d'atteindre le but.

« Je ne maigris pas ou je souhaite maigrir plus vite »

D'après mon expérience, la vitesse d'amaigrissement avec ce régime est variable d'un individu à l'autre : certains perdent 2 kg par mois, d'autres 10 en deux mois, d'autres enfin n'en perdent pas assez à leur goût. Dans ce cas, il peut être utile de prévoir une période courte, plus « serrée », où le choix des aliments sera plus restreint mais où les principaux équilibres nutritionnels seront néanmoins respectés pour assurer le maintien de votre santé et de votre forme.

Ce régime plus strict ne comprendra ni pain ni féculent, et sera donc nettement moins riche en glucides lents. Afin de le réaliser dans les meilleures conditions, il est indispensable de discuter de son opportunité avec votre médecin avant de le commencer. C'est en raison du manque de glucides lents qu'il est recommandé de ne pas suivre un tel régime plus de deux mois d'affilée.

Si, en dehors des aliments proposés ci-après, vous avez faim entre les repas, n'oubliez pas de vous servir des différents moyens suggérés page 96.

Régime d'accélération

Régime à ne commencer qu'après accord de votre médecin traitant et à ne pas suivre plus de deux mois d'affilée

Petit déjeuner	2 ou 3 laitages[1]. 1 fruit[2].
Dans la matinée	Boire toutes les deux heures, et si possible toutes les heures, un verre ou une tasse de boisson non sucrée. 1 laitage[1] et/ou 1 fruit[2] si vous avez faim.
Déjeuner	Un parmi les quatre repas légers suivants : repas « fruité » (voir page 45) repas « sur le pouce » (voir page 48) substitut de repas (voir page 50) repas « cuisiné » (voir page 50)
Dans l'après-midi	Boire toutes les deux heures, et si possible toutes les heures, un verre ou une tasse de boisson non sucrée. 1 laitage[1] et/ou 1 fruit[2] si vous avez faim.
Dîner	*Entrée*[3] (facultative) : potage, sans pommes de terre ni crème, ou crudités avec une vinaigrette sans huile. *Plat principal :* 100 à 200 g de poisson, de volaille ou de viande peu grasse. Légumes[3] à volonté, 1 cuillère à soupe d'huile.
En fin de dîner ou avant de vous coucher (facultatif)	1 fruit[2] et/ou 1 laitage[1].

1. Voir page 30 pour le choix des laitages.
2. Voir page 32 pour le choix des fruits.
3. Voir page 59 pour le choix des légumes.

CHAPITRE 6

Maigrir puis rester mince

En pastichant La Fontaine, on pourrait dire que rien ne sert de maigrir, il faut savoir stabiliser son nouveau poids. L'équilibre du régime que je vous propose et son adéquation à la vie moderne devraient, je l'espère, vous aider à tenir cette gageure. Voyons plus précisément, dans les pages qui suivent, comment y parvenir.

Quels résultats espérer ?

Pour les femmes, la perte de poids se situe généralement entre 2 et 4 kg par mois. Parce qu'ils brûlent plus d'énergie, les hommes maigrissent souvent plus vite, 3 à 5 kg par mois. Si vous souffrez d'un surpoids important, votre perte de poids peut aller jusqu'à une trentaine de kilos en six mois. Cependant, les choses se passeront peut-être plus difficilement pour vous ; si c'est le cas, il y a sans doute une solution à votre problème (voir page 125 et page 136).

Au-delà du nombre de kilos perdus, l'amélioration de la qualité de vie et la sensation de forme sont primordiales pour qui veut maigrir longtemps puis rester mince. Afin que, pour vous aussi, cette façon de manger soit une réussite qui dure, soyez à l'écoute de vos sensations. Interrogez votre corps : partagez-vous les impressions qu'expriment généralement les personnes pour qui ce régime marche bien ?

■ « Je ne me sens pas privé(e), je n'ai pas l'impression de faire un régime et je mange plus qu'avant. » « À la différence de ce qui se passait avec les autres régimes, je ne me sens pas énervé(e). Par ailleurs, j'ai moins envie de grignoter qu'avant, et je ressens moins le besoin de manger sucré. » Ces constatations sont à mettre au compte de l'absence de frustration et surtout de la présence, au petit déjeuner comme au dîner, de glucides lents dont vous adaptez vous-même les quantités, selon vos besoins et vos sensations.

▪ « Je me sens en pleine forme physique. » L'équilibre global du régime et la présence d'aliments riches en glucides lents (pain, céréales, féculents) en quantités adaptées à vos sensations et à vos besoins expliquent cet état. De plus, le fait de manger à midi un repas à la fois rassasiant, riche en vitamines et en minéraux mais peu gras, rend la digestion plus légère pour l'après-midi, d'où une sensation de forme intellectuelle et souvent une facilité à avoir les idées claires.

▪ « Avec les précédents régimes, lorsque je faisais un écart, je perdais tout le bénéfice des jours précédents. Avec celui-ci, les “extra” peuvent se traduire par une stagnation du poids, mais rarement par une reprise. Quand je me remets à le suivre, je reperds du poids. » Là aussi, l'équilibre général du régime et la richesse en glucides lents expliquent ce phénomène : votre corps continue à brûler, et n'a donc pas tendance à devenir économe ni à stocker facilement les « extra », à la différence des régimes trop pauvres en protéines ou en glucides.

Si vous aussi, vous éprouvez ces sensations, cette méthode est probablement bien adaptée à vos besoins. Sinon, des solutions existent pour résoudre d'éventuels problèmes (voir pages 121 à 137).

Ce régime est efficace, mais il n'a pas vocation à être universel. Si au bout de quelques semaines, vous ne maigrissez pas ou que vous appréciez peu cette façon de manger, reportez-vous au chapitre « Comment naviguer » (pages 121 à 137). Par ailleurs, adressez-vous à votre médecin généraliste ou à un médecin nutritionniste : il est probable qu'une autre solution soit nécessaire. Enfin, n'oubliez pas les moyens autres que le régime pour maigrir : la psychothérapie, l'activité physique, certains médicaments, la chirurgie, les cures, etc.

(pour plus de détails, lire *Le Nouveau Guide du bien maigrir*[1]). Ces méthodes ne sont pas utiles pour tous, mais il n'est pas impossible qu'elles le soient pour vous. Là aussi, votre médecin vous aidera à mieux choisir.

Rester mince : les grands principes

Après avoir maigri, vous souhaitez conserver le poids que vous considérez comme idéal pour vous. La stabilisation est un moment capital, celui où la plupart trébuchent : il est relativement facile de perdre des kilos, mais plus difficile de ne pas en reprendre.

Plusieurs phénomènes expliquent cette reprise de poids :

- On peut facilement s'imposer des contraintes lorsqu'on voit le poids baisser sur la balance, mais plus difficilement lorsque c'est pour un résultat mathématiquement nul, c'est-à-dire pour maintenir stable sa corpulence.
- Après avoir perdu du poids, l'organisme brûle un peu moins d'énergie pour la simple raison qu'il a moins de travail : un moindre volume de tissus vivants à entretenir ; un moindre poids à transporter lors de la marche, du sport ou des autres activités physiques.

Les mécanismes qui président à la reprise de poids sont encore accentués lorsque le régime amaigrissant a été déséquilibré ou frustrant.

1. Fricker J., *Le Nouveau Guide du bien maigrir*, Odile Jacob, 1996.

Pourquoi les régimes déséquilibrés conduisent à reprendre le poids perdu

— Les régimes trop pauvres en protéines, comme le « régime ananas » ou le « régime pamplemousse », conduisent à une perte importante du volume des muscles et des organes, d'où une chute accélérée des dépenses d'énergie et une reprise de poids quasi inévitable à leur arrêt.
— Les régimes pauvres en glucides et riches en lipides, comme le sont la plupart des régimes à la mode de ces dernières années, conduisent au même phénomène, même si c'est à un degré moindre ; de plus, ils augmentent l'attirance pour le gras, d'où une difficulté à stabiliser son poids.
— Les régimes qui affament ou sont bourrés d'interdits conduisent à une telle frustration que, une fois l'objectif atteint et le régime terminé, on a tendance à se « ruer » vers tout ce qui manquait auparavant.
— Les régimes qui compliquent trop la vie quotidienne et vous imposent des contraintes excessives (comme certains régimes protéinés) vous laissent complètement démuni lorsqu'il s'agit de recommencer une vie normale.

Le régime que je vous propose cherche au maximum à réduire les risques de reprise pondérale en raison de :

— *son adaptation à la vie moderne,*
— *ses multiples combinaisons possibles,*
— *ses repas rassasiants prévus au petit déjeuner et au dîner,*
— *son partage des repas avec les proches,*
— *la richesse en glucides lents,*
— *l'absence d'interdits et la possibilité soit de compenser, soit de reprendre le cap après les « extra ».*

Pour vous stabiliser, vous garderez à l'esprit les grandes lignes qui vous ont permis de maigrir.

Au petit déjeuner

▪ Mangez selon votre faim du pain ou des céréales riches en glucides lents (voir pages 34 à 39), mais modérez les quantités de beurre, de miel et de confiture.

▪ Pour bien caler votre appétit et pour stimuler votre organisme, prenez si possible un fruit et un laitage (ou un autre aliment riche en protéines comme un œuf ou du jambon).

Au déjeuner et au dîner

▪ L'entrée n'a rien d'obligatoire ; n'en prenez que si vous en avez envie, et composez-la le plus souvent à partir des légumes : crudités, salade composée ou potage, en prenant soin de modérer les quantités d'huile de vos vinaigrettes.

▪ Les féculents devraient être présents dans votre assiette au moins une fois par jour, dans les quantités que vous souhaitez, c'est-à-dire en fonction de vos besoins. Faites-les cuire si possible sans matière grasse : évitez de prendre trop souvent des frites ou des pommes de terre sautées. De plus, consommez-les non pas à la place mais avec des légumes (voir pages 57 à 61). Gardez en tête de composer votre assiette de façon telle que les légumes prennent autant ou plus de place que les féculents, quitte, si vous avez très faim, à vous resservir plusieurs fois de ces deux familles d'aliments, base de votre réussite.

▪ Les féculents étant riches en protéines végétales, contentez-vous habituellement d'un morceau modeste de viande, de volaille ou de poisson ; vous pouvez également le remplacer par des œufs ou du fromage râpé.

■ En fin de repas, choisissez plus souvent un laitage que du fromage, un dessert à base de fruits que d'autres pâtisseries. Rappelez-vous également que le produit laitier comme le dessert sont facultatifs : là aussi, suivez vos envies du moment.

■ Choisissez les boissons qui vous plaisent (eau minérale ou eau du robinet, eau plate ou eau gazeuse, eau nature ou eau aromatisée aux extraits de fruits ; thé, café ou tisane non sucrés ; jus de tomate, citron pressé, etc.), mais ne les sucrez pas (sauf éventuellement avec un édulcorant) ; évitez les boissons sucrées (sodas, limonades, etc.) ainsi que les jus de fruits.

Si vous l'appréciez, vous pouvez prendre du vin, sans dépasser trois verres par jour pour un homme et deux pour une femme.

Pour les petites faims entre les repas

Choisissez des en-cas riches en fibres et/ou en protéines et/ou en glucides lents :

— *un fruit* (pourquoi pas une banane ?),
— *une tartine de pain de seigle avec du fromage,*
— *un yaourt,*
— *des tomates cerises, des radis ou des morceaux de petits légumes.*

Quatre façons de stabiliser votre poids

À l'écoute de votre corps

J'espère que la pratique de ce régime vous aura permis de retrouver vos sensations, d'être à l'écoute de votre corps et conscient de ses besoins. Ainsi, il est probable que sans même y faire particulièrement attention, vous puissiez stabiliser votre poids en suivant les conseils des pages précédentes.

Cependant, si une telle liberté vous fait un peu peur, tout du moins dans les mois qui suivent votre amaigrissement (c'est-à-dire dans les premiers mois de la stabilisation), je vous propose trois autres schémas, trois modes de fonctionnement à choisir selon votre personnalité, vos goûts et vos contraintes.

Féculents à volonté à chaque repas

Si vous appréciez particulièrement l'association féculents et légumes, si vous avez besoin d'avoir l'estomac bien rempli, choisissez alors de vous stabiliser avec :

- *un petit déjeuner identique à celui préconisé pour perdre du poids* (voir page 26),
- *un déjeuner et un dîner calqués tous deux sur le repas copieux* (voir page 53), centré autour d'un plat complet comprenant à la fois des féculents et des légumes

consommés à volonté (avec de la viande, du poisson ou des œufs et un peu de matière grasse), tandis que l'entrée, le laitage et le fruit sont à votre disposition, selon votre appétit, mais non obligatoires.

Pour les amateurs de pain et de fromage

Si vous tenez particulièrement au pain et au fromage, je vous conseille, pour vous stabiliser, de suivre le programme proposé pour maigrir (voir chapitre 2), en y ajoutant :

– *un à deux morceaux de 30 g de fromage par jour,*
– *du pain (complet, de seigle, aux céréales, etc.) à volonté à chacun des trois repas.*

Pour les amateurs de matières grasses et de pâtisseries

Si ce sont surtout les matières grasses qui vous ont manqué pendant que vous maigrissiez, si vous souhaitez plus d'onctuosité dans vos plats, plus d'huile dans vos vinaigrettes, plus de crème et de beurre dans vos sauces, ce modèle sera pour vous.

▪ Vous conserverez les règles préconisées pour maigrir tout en *triplant les doses de matières grasses*. Vous aurez ainsi trois cuillères à soupe d'huile (ou leur équivalent) par jour à répartir comme vous le souhaitez entre le déjeuner et le dîner, entre les salades et les plats cuisinés.

▪ Par ailleurs, toujours dans cette option, vous pouvez vous offrir *deux ou trois pâtisseries de votre choix par semaine*.

Rester vigilant

Quel que soit le modèle de stabilisation que vous aurez choisi, restez vigilant.

Ne vous culpabilisez pas

La remarque est la même que celle préconisée pour votre phase d'amaigrissement : il est souhaitable de se fixer un cap (ne pas reprendre de poids), puis de se donner les moyens pour y arriver mais sans considérer la partie comme perdue dès qu'on s'écarte du chemin : les « extra » font partie de notre vie, de notre plaisir et de notre équilibre. Il est évident que vous ne pourrez pas suivre chaque jour à la lettre les conseils proposés pour vous stabiliser.

L'important n'est pas ce qui se passe sur une journée, ni même sur un week-end ou une semaine, mais votre parcours sur le long terme, sur plusieurs mois. Après avoir été habitué à une alimentation plus équilibrée grâce à votre régime amaigrissant, il est probable que votre corps rectifie de lui-même le tir après vos « extra », comme le fait l'organisme des personnes qui n'ont jamais eu de problèmes de poids. Et si tel n'était pas le cas, les moyens qui suivent vous permettront de rétablir le cap.

Faites des « repas légers » pour compenser

Si vous n'avez pas suffisamment confiance dans votre instinct pour rétablir l'équilibre après des « extra » copieux, utilisez votre volonté : mangez de façon équilibrée, rassasiante mais légère (voir page 41), au repas qui précède, ou bien à l'un ou aux deux repas qui suivent. Ainsi, vous vous sentirez plus sûr de vous, plus libre dans les moments festifs et vous parviendrez à stabiliser tout en menant une vie sociale des plus normales.

Pesez-vous une fois par semaine

Lorsque vous souhaitez vous stabiliser, montez sur la balance une fois par semaine ou une fois tous les quinze jours. Lorsque le poids sur la balance dépasse de plus de 1,5 kg le poids que vous souhaitiez conserver, reprenez le régime initial afin de rectifier rapidement le tir et d'éviter de vous retrouver avec 5 kg de trop au bout de six mois.

> En revanche, les oscillations du poids inférieures à 1,5 kg n'ont pas de signification particulière : le poids n'est pas une valeur fixe établie une fois pour toutes, et il est normal que, selon les jours, il présente des variations en plus ou en moins de quelques centaines de grammes, voire d'un kilo autour de votre poids d'équilibre.

CHAPITRE 7

Maigrir en grande forme : pourquoi ça marche

Si un régime génère trop de contraintes, on maigrit pendant quelque temps, mais on reprend presque toujours le poids perdu. Aussi, pour réussir à maigrir, soyez ambitieux : ne cherchez pas uniquement à perdre du poids ! Vous souhaitez continuer à manger de bons petits plats en famille ou avec des amis ; vous tenez à être en forme, à rester en bonne santé ; vous voulez enfin ne pas vous compliquer la vie. Vous avez raison, c'est la seule façon de maigrir sur le long terme et de rester mince.

Protéines, bonnes graisses et vitamines pour garder la santé

Des protéines aux trois repas, pour construire votre corps

Les protéines sont indispensables pour construire puis entretenir votre corps, ainsi que pour bien faire fonctionner votre cerveau, vos organes et vos muscles. Si votre alimentation est trop pauvre en protéines, ce qui est le cas avec certains régimes, c'est tout votre organisme qui, à la longue, en pâtira, et votre peau qui vieillira prématurément.

Pour un effet optimal, il est recommandé de consommer les protéines au moins trois fois par jour, plutôt qu'en un seul repas. Les meilleures protéines, celles qui vous apporteront tous les éléments nécessaires à vos cellules, vous les trouverez dans les aliments d'origine animale comme les poissons, les volailles, les viandes, les œufs ou les produits laitiers. C'est pourquoi je vous propose de consommer au moins l'un de ces aliments à chacun de vos trois repas.

Des bonnes graisses, pour la peau, le cerveau et les artères

Certaines graisses sont indispensables au bon fonctionnement des neurones du cerveau, à la qualité et à la beauté de la peau, à la bonne santé du cœur et des artères. Pour disposer de ces bonnes graisses, encore appelées acides gras essentiels, il suffit de prendre chaque jour un peu d'huile et de manger régulièrement du poisson. C'est ce que je vous recommande, non seulement pour le plaisir du goût mais également pour votre santé.

Des vitamines et des minéraux, pour préparer l'avenir

Si vous vous privez d'aliments riches en vitamines comme les légumes et les fruits, vous n'en sentirez ou subirez pas tout de suite les conséquences. Mais à long terme, au bout de quelques années ou de quelques décennies, votre corps se fatiguera plus vite et vous aurez plus de risques de développer des maladies telles que le cancer ou les maladies cardio-vasculaires.

Il en sera de même si vous vous privez d'aliments riches en minéraux, tels que la viande ou le poisson pour le fer, ou encore les produits laitiers pour le calcium : vous aurez alors toutes les chances, ou plutôt tous les risques, de manquer de globules rouges (l'anémie) et de fragiliser vos os (ostéoporose).

En mangeant de tout, en consommant une grande quantité de fruits, de légumes et de produits laitiers, en n'excluant ni la viande ni le poisson, vous éviterez les carences et ainsi vous n'hypothéquerez pas l'avenir.

De la nécessité de manger des féculents et du pain pour être en forme

Vous faites le plein d'énergie

Votre cerveau, vos organes et vos muscles ont besoin d'énergie pour fonctionner harmonieusement. Cette énergie, c'est à partir de ce que vous mangez que votre corps en dispose. Or, la meilleure énergie pour vos cellules, celle qui est la plus facilement utilisable, provient des féculents et du pain. Si vous lui en laissez la liberté, l'organisme adapte votre appétit pour en ajuster les portions en fonction de ses besoins, puis il utilise leur énergie pour bien fonctionner et non pas pour « faire de la graisse ».

C'est pourquoi je vous propose de consommer à votre petit déjeuner autant de pain ou de céréales que vous le souhaitez, et, au dîner, autant de féculents que vous voulez. Mais comme les cellules du corps n'ont pas besoin de glucides aux trois repas quotidiens (contrairement à ce qui se passe pour les protéines), votre organisme ne sera pas gêné d'en être privé à midi ; il pourra utiliser dans l'après-midi les glucides issus du pain consommé au petit déjeuner et/ou des féculents du dîner de la veille.

Vous êtes en forme physique et intellectuelle, vous avez bon moral

Dans le monde d'aujourd'hui, on demande à chacun d'être de plus en plus performant, que ce soit dans la vie professionnelle, familiale ou sportive. À partir du moment où votre organisme disposera à la fois des matériaux de construction, comme les bonnes graisses et les protéines, des éléments de protection, comme les vitamines et les minéraux, et enfin de l'énergie des féculents, votre forme sera optimale. Nombreux sont ceux qui, en suivant cette méthode, se sentent mieux qu'avant, tout en perdant du poids ; ils en sont d'autant plus surpris que la grande majorité des régimes précédents les avaient habitués à maigrir en petite forme.

Il n'est pas impossible que, par ailleurs, vous ayez meilleur moral. La satisfaction de maigrir en mangeant à votre faim y sera pour quelque chose, mais en outre, certains des aliments que je vous recommande, comme les féculents, les poissons ou l'huile de colza, renferment des nutriments importants pour les neurones et l'équilibre de l'humeur : ils combattent la « déprime ».

Vous n'avez pas faim

Tout est fait (ou presque) dans ce régime pour vous éviter d'avoir faim :

- À chaque repas, *des protéines* (poissons, volailles, viandes, œufs et produits laitiers) et *des fibres* (légumes et/ou fruits), qui ont toutes deux le pouvoir de calmer au mieux l'appétit.
- Une bonne quantité de *glucides* (pain et féculents) que vous adapterez vous-même à vos besoins ; si ce n'était pas

le cas, la sensation de faim risquerait de compromettre votre succès en vous faisant « craquer » régulièrement.

■ *L'association des glucides du pain ou des féculents avec les fibres de légumes* aura, vous le ressentirez vite, un effet rassasiant majeur : en augmentant le volume d'aliments présents dans votre estomac, en allongeant la vitesse d'assimilation (dénommée « index glycémique » par les scientifiques) des glucides, ce mélange légumes-féculents, base de cette méthode, vous calmera l'appétit pour de nombreuses heures.

Pourquoi cette méthode vous fait perdre du poids

Vous brûlez vos graisses

La nouvelle façon de manger que je vous propose vous conduira à consommer moins de matières grasses mais plus de féculents. Les féculents sont riches en glucides, qui, de même que les protéines (issues des viandes, des poissons, des œufs, des volailles et des produits laitiers), conduisent l'organisme à brûler de l'énergie. Votre corps va donc prendre l'habitude de brûler des calories après le petit déjeuner, qui vous apporte des glucides dans les fruits et le pain, ainsi qu'après le dîner, grâce aux glucides des féculents.

En revanche, votre organisme trouvera peu d'énergie dans votre déjeuner de la mi-journée, rassasiant mais léger. Aussi, pour trouver l'énergie qui lui manque, il puisera dans vos réserves de graisses et vous perdrez du poids.

Vous laissez le temps à vos muscles

Choisir du pain complet (ou du pain de seigle ou un autre pain riche en fibres) plutôt que du pain blanc, préférer les flocons d'avoine ou le müesli non sucré aux céréales craquantes comme les pétales de maïs, consommer vos féculents en même temps qu'un légume : autant de moyens qui ralentissent la digestion des glucides et leur assimilation par l'organisme.

De ce fait, les glucides passeront lentement dans votre sang et parviendront de façon régulière et prolongée jusqu'à vos muscles et vos organes ; ceux-ci auront ainsi tout loisir pour les brûler, de jour comme de nuit.

Vous ne stockez plus de graisses

Le ralentissement de l'assimilation digestive des glucides conduira votre pancréas à produire moins d'insuline ; de plus, vos nouveaux repas seront à teneur modérée en matières grasses, donc sans excès de lipides. Par ces deux mécanismes, il sera difficile à vos cellules de graisses de stocker de l'énergie : votre organisme ne fabriquera pas à nouveau de la graisse après l'avoir brûlée.

Un régime sur mesure pour une plus grande convivialité

Le petit déjeuner, à votre rythme

Afin d'activer votre organisme après la nuit de jeûne, afin de refaire le plein d'énergie pour vos muscles et votre cerveau, afin de ne pas « mourir de faim » dans la matinée, on recommande souvent de prendre un petit déjeuner copieux. Mais, que ce soit par manque de temps ou d'appétit, vous n'en avez peut-être pas envie.

Je ne vous impose pas de petit déjeuner. Tout ce que je vous demande, c'est de manger un aliment riche en protéines (si possible un produit laitier) ainsi qu'un fruit dans les trois ou quatre heures qui suivent votre lever. Pour ce qui est des tartines ou des céréales, faites votre choix en fonction de votre faim et du temps dont vous disposez.

Le déjeuner, un menu à votre choix

Aujourd'hui, le repas de la mi-journée est le plus souvent « à la carte ». Ainsi, la mère de famille qui récupère ses enfants pour le déjeuner, les fait souvent manger puis les raccompagne à l'école avant de se mettre elle-même à table ; au bureau, à la cantine ou au restaurant, que l'on soit seul ou avec des collègues, il est souvent plus simple de composer son menu sans s'occuper du choix des autres.

C'est pourquoi je vous propose un déjeuner facile à préparer, et, au besoin, à emmener avec vous au bureau.

Le dîner en famille

Pour la plupart d'entre nous, le dîner est le moment de la journée le plus propice au partage familial, l'occasion d'évoquer les joies ou les difficultés des uns et des autres, d'élaborer les projets communs, ou plus simplement de commenter l'actualité ou la météo. Votre nouvelle façon de manger vous permettra de réaliser un menu commun à tous et de le partager ensemble autour de la même table.

Un régime simple pour ne pas se compliquer la vie

Un régime qui s'adapte aux circonstances

Pas faim, pas le temps pour un petit déjeuner ! Emportez avec vous un yaourt et une banane, et mangez-les une heure après votre arrivée au bureau. Et si le week-end vous prenez un peu plus de temps et que vous souhaitez partager en famille ou en couple quelques bonnes tartines, allez-y sans complexe.

Vous préférez prendre un déjeuner copieux et un dîner léger ? Vous avez régulièrement des repas d'affaires à midi auxquels vous ne pouvez pas vous soustraire ? Le déjeuner du dimanche dans votre belle famille est incontournable, et tellement bon... ? Qu'à cela ne tienne, vous pouvez permuter quand vous voulez, et tous les jours si vous le souhaitez, votre déjeuner et votre dîner. Cela ne changera pas grand-chose à votre vitesse d'amaigrissement.

Vous avez très faim ce soir, et les pâtes ainsi que les tomates à la provençale préparées par votre conjoint vous paraissent bien appétissantes ? N'hésitez pas, resservez-vous trois fois de pâtes, mais n'oubliez pas de prendre à chaque fois autant de tomates à la provençale (voir page 57)... En revanche, un autre soir, vous n'avez pas très envie de manger copieusement ? Pas de problème, vous pouvez fort bien vous passer de féculents si vous voulez. En fonction de votre inspiration et de votre faim, vous ferez varier les quantités de pâtes, de riz ou de pommes de terre de vos dîners, vous n'avez pas besoin de vous en tenir, de façon monotone, à des portions fixes.

Un régime qui vous offre un large choix

➤ *Au petit déjeuner*

Un matin du fromage, le lendemain un yaourt aux fruits, un troisième jour un yaourt nature avec une pêche, des fraises ou une banane : à vous de composer votre petit déjeuner. Parfois, les céréales vous sembleront plus simples, et d'autres fois, vous apprécierez le bon pain frais.

➤ *Au déjeuner*

En été, vous aimez particulièrement les fruits ? Chaque midi, vous pouvez prendre deux fruits et trois laitages. Peut-être qu'à l'opposé, vous ne concevez pas de repas sans un plat salé, mais vous avez peu de temps pour préparer le déjeuner ; il vous suffira alors de prendre une boîte de thon ou de maquereau au vin blanc, et trois-quatre tomates pour un déjeuner sur le pouce, simple et riche en éléments nutritifs essentiels. Enfin, vous êtes peut-être adepte du plat chaud : associez volaille ou poisson avec autant de légumes que vous le souhaitez.

➤ *Au dîner*

Pour commencer, potage ou crudités, à vous de choisir. Et si vous n'avez ni le temps ni l'envie de prendre une entrée, laissez tomber : le plat principal est suffisamment équilibré et copieux pour assurer vos besoins. Pour le plat principal, toutes les combinaisons sont possibles, le féculent que vous souhaitez avec le légume que vous aimez, en fonction de ce dont vous disposez chez vous, des saisons ou des convives, etc. Même chose pour la viande, la volaille, les œufs, le poisson ; et pourquoi pas, certains soirs, du fromage râpé sur vos pâtes ?

Un régime qui vous dispense de peser les aliments

Vous pouvez *réellement* prendre autant de pain ou de céréales que vous souhaitez le matin, autant de féculents le soir, sans avoir à les peser. Seuls impératifs : avoir la main légère sur le beurre ainsi que sur la confiture ou le miel le matin, et prendre un volume de légumes supérieur ou égal à celui des féculents avec votre plat du soir. Ne pesez pas, faites confiance à votre œil !

De même, vous n'avez à peser ni vos produits laitiers ni vos fruits ; vous retiendrez facilement les portions que je vous propose étant donné qu'elles correspondent le plus souvent au bon sens hérité de nos traditions. Surveillez les matières grasses, mais sans les peser : une simple cuillère à soupe, ou une cuillère à café, suffira pour évaluer les quantités qui vous conviennent.

Pour votre portion de viande ou de poisson, sachez que 100 g correspondent à peu près à la taille d'une plaquette de 125 g de beurre, ou encore aux portions de viande ou de poisson habituellement proposées en surgelé.

Avoir du plaisir pour ne pas se lasser

Au petit déjeuner : miel et confiture

Pour votre petit déjeuner, n'hésitez pas à prendre du camembert, du vrai, pas de l'allégé ; ou encore un yaourt aux fruits rouges (ou à tout autre parfum) : s'il est à 0 % de matières grasses, il ne vous empêchera pas de maigrir. Et si, comme moi, vous faites partie de ceux qui apprécient le miel ou la confiture sur les tartines, choisissez des produits de qualité : même avec une quantité modeste de ces produits, vos tartines seront délicieuses.

Tartines ou müesli ? Pain frais ou pain grillé ? Pain aux céréales ou pain de seigle ? Que vous aimiez la variété ou que vous ayez plutôt vos petites habitudes matinales, il vous faudrait beaucoup de mauvaise volonté pour ne pas arriver à trouver un petit déjeuner à votre goût.

Au déjeuner : le bon goût des produits simples

Le déjeuner est le repas qui vous surprendra sans doute le plus, car il est très différent du repas classique tel que nombre d'entre nous le consomment, et surtout il déroge aux règles habituelles du « diététiquement correct » ; celui-ci préconise souvent de prendre une entrée à base de crudités, un plat avec de la viande et des légumes, suivi d'un produit laitier et d'un fruit.

À la place de ce repas à rallonge, je vous propose la simplicité. Si vous disposez de peu de temps à l'heure du déjeuner, si vous souhaitez vous consacrer à d'autres activités durant cette tranche horaire (travailler, faire des courses, etc.), ou si vous avez du mal à vous concentrer dans l'après-midi après un déjeuner copieux, vous serez séduit par cette simplicité ; celle-ci ne vous conduira pas pour autant à bouder votre plaisir, comme vous l'avez vu pages 41 à 52.

Le dîner, c'est la fête...

Grâce à cette méthode, vous serez certainement surpris et heureux de constater que vous maigrissez tout en consommant autant de féculents que vous le souhaitez au dîner, et tout en partageant le repas de vos proches.

Les laitages et le fruit proposés en dessert sont également l'occasion d'apprécier des saveurs fines : des fraises avec un yaourt, ou une pomme au four avec de la cannelle et du fromage blanc, etc. Et si vous les appréciez, n'hésitez pas à prendre certains soirs deux boules de sorbet ou une part de tarte aux fruits. Pour plus de détails, voir pages 53 à 79.

Ne pas avoir peur de la fantaisie

Au restaurant

Au restaurant, il est souvent difficile de trouver dans un plat principal *à la fois* des féculents et des légumes (en général, c'est l'un ou l'autre), ou bien de commander en entrée une salade avec peu de matière grasse, ou encore de contrôler la quantité de crème que le chef glisse dans ses recettes. Qu'à cela ne tienne, vous parviendrez quand même à maigrir.

- Un premier conseil, puisque ce sont surtout les matières grasses que vous aurez du mal à contrôler, jouez sur un autre tableau, celui des glucides : prenez en entrée une salade, mais sans toucher au pain ; pour le plat, une viande, une volaille ou du poisson avec des légumes mais sans féculent ni pain ; enfin choisissez un dessert à base de fruits, que ce soit une salade de fruits, un sorbet ou encore, de temps en temps, une tarte ou un sabayon.
- Sachez ensuite que vous pourrez toujours rétablir l'équilibre au repas suivant : c'est-à-dire que si vous avez déjeuné au restaurant à midi, vous prendrez un repas léger le soir, et inversement.

Les repas entre amis

Il est souvent difficile de dire à ses amis que l'on suit un régime. Il est encore moins aisé de refuser ce que l'on vous propose. Voici quelques conseils pour ne pas faire de ces moments un calvaire, tout en maintenant le cap :

- Goûtez à tout, mais modérez les portions et ne vous resservez pas.
- Évitez de toucher au pain.
- Remplissez votre verre à eau : pendant que les autres se resservent, « dégustez » votre verre de Badoit...
- Mangez lentement : ainsi, pendant que vos voisins se seront servis deux fois, vous aurez lentement, en y prenant plaisir, savouré votre assiette.

Les week-ends gastronomiques

Que ce soit à l'occasion d'un week-end en province (ah ! le Périgord...) ou à l'étranger, que ce soit lors d'un séjour chez des amis, il est possible que vous ayez plusieurs « repas à risque » de suite.

- Premier conseil : suivez les recommandations citées ci-dessus pour les repas au restaurant ou entre amis.
- Deuxième conseil : si cela vous est possible, prévoyez un repas gastronomique par jour, mais pas deux. À l'autre repas, mangez léger (voir page 41) : il vaut mieux manger léger que ne pas manger du tout. Par exemple, un potage de légumes et une tranche de jambon, ou un yaourt et un fruit.
- Troisième conseil : si vous n'avez pas pu suivre les deux premiers conseils, ne vous en faites pas : à votre retour, mettez-vous au régime d'accélération pendant trois jours (voir page 136) : vous perdrez ainsi rapidement les quelques centaines de grammes pris au cours de votre week-end.

Parier sur la victoire à long terme

Vous continuez à brûler

De nombreux régimes sont efficaces sur le court terme, mais sont suivis d'une reprise de poids ; il n'est pas impossible que vous l'ayez vous-même expérimenté. Ce phénomène est amplifié lorsque les dépenses d'énergie de l'organisme diminuent, en particulier lorsqu'on perd trop de muscle et pas assez de graisse ; c'est le cas avec les régimes pauvres en protéines : les régimes ananas ou pamplemousse, ou tout autre régime basé uniquement sur des fruits ou des légumes sont, à ce titre, catastrophiques. Les régimes riches en graisses mais pauvres en glucides (comme les nombreux régimes à la mode ces dernières années) ont le même inconvénient, mais à un degré moindre.

Avec le régime que je vous propose, vous consommerez suffisamment de protéines et suffisamment de glucides lents pour conserver au mieux vos muscles et pour brûler les calories pendant et après votre amaigrissement. Vous aurez ainsi moins de risque de reprendre le poids perdu.

Pour conserver les bonnes habitudes

Quoi de plus facile que de continuer, après votre amaigrissement, à manger autant de féculents que vous le souhaitez ? Il est même probable que vous pourrez en prendre aux deux repas, et qu'ainsi, vous maintiendrez votre poids tout en gardant la forme, en menant une vie normale et sans avoir faim.

Vous aurez également appris à manger moins gras, à cuisiner moins gras sans renoncer à une cuisine familiale. Les réactions de votre organisme vous aideront sans doute à garder ces bonnes habitudes : de nombreux patients, au bout de quelques semaines, signalent qu'ils ne peuvent plus manger très gras car leur organisme le supporte mal ; par goût, ils se tournent alors vers une alimentation plus saine.

Enfin, vous saurez comment compenser les repas copieux des réveillons et des vacances, et retrouver votre meilleur poids grâce à la « technique » des repas légers qui vous permettront de garder le contrôle de votre poids (voir pages 41 à 52).

Simplicité, saveur et convivialité pour ne pas « craquer »

Lorsque les régimes sont fastidieux, répétitifs, restrictifs ou fatigants, il arrive souvent que la lassitude s'installe, ce qui conduit à manger n'importe quoi : on se goinfre à l'heure des repas ou on grignote toute la journée. Les kilos sont alors vite repris...

En suivant un régime proche de vos besoins et de votre vie quotidienne, un régime qui ne vous affame pas et qui apporte à votre organisme tous les éléments dont il a besoin, vous vous mettez à l'abri d'une telle situation.

Pour conclure

Vous disposez à présent de l'ensemble des éléments qui vous aideront, je l'espère, à perdre les kilos que vous souhaitez, sans faim ni frustration, et tout en satisfaisant à la fois votre santé et votre goût des bonnes choses.

Les conseils que j'ai pu vous donner tout au long de ces pages, vous allez les mettre en pratique, en évaluer les conséquences sur votre poids et votre forme, sur votre vie quotidienne et vos relations avec les autres. La façon de « circuler » à travers ces pages, puis à travers votre régime, devrait vous permettre de répondre à la plupart des situations et de satisfaire la majorité de vos attentes. Comme vous vous en rendez compte, il faut suivre ces conseils non pas de façon aveugle, mais en les façonnant à votre image et à vos goûts pour en extraire progressivement, et de façon évolutive, *votre* propre manière de manger, pour le plus grand bien de votre ligne, de votre forme et de votre plaisir. Ce régime ne portera bientôt plus ma signature, mais la vôtre. Et c'est là que nous aurons réellement gagné notre projet commun, la réussite sur toute la ligne de votre projet de maigrir.

Il n'est pas indispensable de lire les deux chapitres qui suivent pour réussir votre projet minceur ; néanmoins, ces compléments d'information vous permettront sans doute d'améliorer votre pratique des aliments et de la cuisine.

- Le premier concerne des recettes et des conseils de cuisine à la fois simples, savoureux et optimaux pour votre projet de maigrir. À vos fourneaux !
- Le second propose des conseils concernant cinq aliments à la fois objets de désir et source de crainte pour qui souhaite maigrir.

Recettes simples et savoureuses pour maigrir

Sans pour autant vouloir bouleverser vos habitudes culinaires ou vos traditions familiales, vous avez peut-être envie de varier vos menus. L'objet de ces recettes est de vous apprendre une cuisine simple et en même temps savoureuse. N'hésitez pas à les modeler selon votre goût pour créer vos propres recettes, adaptées à votre pratique quotidienne.

Les herbes, les épices et les condiments, la saveur sans le risque

Pour rehausser ou varier le goût de vos plats, n'hésitez pas à utiliser la large gamme d'assaisonnements, d'herbes et d'épices mise à votre disposition. Sans apporter aucune calorie, ils ont le grand avantage de parfumer agréablement les plats et vous aideront ainsi à mieux vous passer des matières grasses.

La sauce soja et le nuoc-mâm

La sauce soja, que l'on appelle aussi « shoyu », est fabriquée à partir d'extrait de soja et de sel. Très parfumée, elle est souvent utilisée dans les marinades « à la chinoise », avec du gingembre et parfois du saké. Elle existe sous plusieurs marques : Arôme Saveur (Maggi), Soy Sauce Kikkoman, Light Superior Soy Sauce (Pearl River Bridge), Soya Sauce Blue Dragon, etc. Le nuoc-mâm est une sauce très salée à base d'anchois et de sel. Elle s'utilise donc à la place du sel, et parfume de façon originale le riz basmati. Vous la trouverez sous des marques importées de Thaïlande, par exemple le Nuoc-Mâm Cock Brand importé par Tang Frères S.A.

Pensez aussi au Viandox, fabriqué à partir d'extraits végétaux. Il est très concentré en saveurs, et quelques gouttes suffisent pour parfumer les pâtes, le riz, les légumes, la viande ou les œufs.

Les herbes, les épices et les aromates s'accommodent avec tous types de produits (viandes, poissons, œufs, légumes, féculents), et donnent alors l'occasion de composer des plats très typiques. Pour vous donner des idées dans la préparation de vos recettes, nous vous proposons ci-dessous quelques exemples d'associations. Certaines recettes repérables avec la marque * sont détaillées dans les pages qui suivent :

Avec les fines herbes

	Avec quoi les déguster ?	**Idées culinaires**
Aneth	Saumon et autres poissons.	Sauce verte à l'aneth *, sauce au fromage blanc et au raifort *.
Basilic	Tomates, pâtes fraîches, salades.	Potage glacé à la tomate et au basilic *, pâtes fraîches à la sauce tomate et au basilic.
Cerfeuil	Œufs, salades, potages, viandes (volailles, lapin).	Omelette au cerfeuil, potage aux légumes et au cerfeuil *.
Ciboulette	Œufs, salades, potages.	Œufs cocotte à la ciboulette *, sauce au yaourt et à la ciboulette.
Coriandre	Légumes (carottes, aubergines), viandes (agneau, volailles).	Carottes à la coriandre, caviar d'aubergine à la coriandre, tajine d'agneau à la coriandre *.

Estragon	Poulet, veau, œufs, salades, tomates.	Œufs en gelée à l'estragon, poulet à l'estragon, vinaigrette à l'estragon.
Menthe	Thé, salades, fruits (fraises, framboises, orange), marinades de viandes (agneau, volailles).	Taboulé à la menthe, salade de fruits à la menthe, brochettes de volailles à la menthe.
Persil	Viandes, poissons, légumes, décoration des plats.	Légumes persillés.

Avec les herbes aromatiques

	Avec quoi les déguster ?	**Idées culinaires**
Laurier	Marinades de viandes, bouquets garnis, cuisine provençale (en association avec les herbes de Provence, le thym).	Poulet César (aux feuilles de laurier) au four, sauce tomate *, tomates à la provençale *.
Marjolaine ou origan	Viandes (bœuf, volailles, lapin), tomates, vinaigres, pommes de terre, œufs.	Pizza, sauce tomate *, grillade de bœuf à l'origan, pommes vapeur à la marjolaine.
Romarin	Viandes et poissons grillés, pommes de terre, légumes (tomates), farces.	Pommes de terre au four au romarin, concassée de tomates.

Sarriette	Légumes secs, pommes de terre, pâtes, fromages de chèvre frais.	
Sauge	Viandes (porc, veau, mouton), pâtes fraîches.	Pâtes fraîches à la sauge, paupiette de veau roulée à la sauge.
Thym	Viandes grillées, farces, marinades, bouquet garni, salades, tomates.	Tomates à la provençale *, grillade de bœuf au thym.

Avec les épices

	Avec quoi les déguster ?	**Idées culinaires**
Anis étoilé (ou badiane)	Viandes (bœuf, volailles, agneau).	Bœuf à l'anis étoilé, curry de volaille.
Cannelle	Fruits (pommes, pêches, oranges, poires, bananes), poissons, viandes.	Papillote de fruits à la cannelle *, crumble aux pêches et à la cannelle, poulet à l'indienne *.
Carvi (ou cumin)	Chou, fromages, pains, poissons, viandes.	Chou braisé au carvi, pain au cumin, poisson grillé au cumin.
Clou de girofle	Pommes, légumes secs, marinades de sauces au vin rouge, sauces.	Poulet à l'indienne *.
Curry	Viandes (agneau, volailles), poissons, légumes.	Curry de lotte, curry d'agneau *, petits légumes au curry.

Gingembre	Marinades de viandes (poulet, agneau, dinde).	Poulet au gingembre, brochettes de porc au gingembre *.
4 épices (cannelle, gingembre, girofle, muscade)	Œufs, viandes (volailles, lapin).	Œufs brouillés aux 4 épices *.
Muscade	Œufs, lait, flans.	Flan de légumes, quiche lorraine.
Paprika	Œufs, viandes (bœuf, poulet), poissons.	Œufs sur le plat au paprika, poisson grillé accompagné d'une sauce au fromage blanc et au paprika.
Piment	Tomates, marinades des plats.	Sauce tomate, poivrons grillés.
Safran (ou curcuma)	Riz, plats orientaux.	Paella, tajine de poulet aux citrons confits.

Avec les condiments

	Avec quoi les déguster ?	Idées culinaires
Ail, oignons, échalotes	Bases de la cuisine : cuisson des viandes, des poissons, des légumes.	Filet de cabillaud à la moutarde et aux échalotes *, ratatouille *, sauce tomate *, rôti de veau au lait et à la purée d'ail *.

Bouillon de poule dégraissé, pot au feu dégraissé	Cuisson des légumes, des féculents (riz, pâtes), des viandes.	Risotto, bœuf braisé à la provençale*, rôti de veau aux carottes *.
Citron, vinaigre	Sauces, marinades de viandes et de poissons.	Sauce au yaourt citronné, carpaccio de saumon à l'aneth.
Concentré, coulis, concassé de tomates	Féculents (pâtes, pommes de terre, riz, semoule), œufs, viandes (bœuf, volailles, lapin, veau, porc, agneau), poissons.	Tagliatelles à la sauce tomate, bœuf à la provençale *, filet de cabillaud à la concassée de tomate, lapin niçois, omelette oignons et tomates *.
Cornichons	Accompagnement des viandes froides et des charcuteries, salades composées.	Salade de pâtes au jambon, tomates, poivrons et cornichons.
Moutarde	Sauces, accompagnement des viandes, marinade des viandes, cuisson des viandes et des poissons.	Lapin à la moutarde *, filet de cabillaud aux échalotes et à la moutarde *.
Raifort	Sauces épicées.	Sauce au fromage blanc et au raifort* et saumon à l'aneth.
Sauce soja, nuoc-mâm,	Riz, marinade des viandes et des poissons.	Riz salé au nuoc-mâm, poulet à la chinoise.
Tabasco	Jus de tomate, sauces épicées.	Sauce cocktail, sauce piquante *.

Les sauces

Dans les recettes qui suivent, les matières grasses sont parfois remplacées par un laitage (yaourt ou fromage blanc) dans les sauces froides, et par un jaune d'œuf ou de la Maïzena dans les sauces chaudes. L'utilisation d'ingrédients variés donnera à vos sauces des saveurs très originales qui viendront s'adapter à chaque type de préparation. Par exemple : les vinaigres au goût marqué et aromatisés (de framboise, de cidre, de xérès, balsamique, etc.), les moutardes aromatisées (au citron, au pissenlit, à la framboise, etc.) et à l'ancienne, ainsi que le raifort, les herbes aromatiques (persil, ciboulette, menthe, estragon, basilic, aneth, etc.) et les épices (curry, piment, muscade, cannelle, quatre épices, etc.).

Sauces pour les entrées de légumes

La première recette que nous vous proposons apporte 10 g de matières grasses par personne, soit la quantité de matières grasses proposée pour le dîner. Si vous optez pour cette solution, alors vous choisirez de cuisiner votre plat principal de viande, de poisson ou d'œuf avec des légumes et des féculents *sans matière grasse*.

Cette vinaigrette est la plus basique qui soit, et s'accorde avec toutes les salades de légumes crus ou cuits. Vous pouvez ensuite la personnaliser, par exemple en utilisant une moutarde à l'ancienne ou aromatisée (à la framboise, etc.), un vinaigre un peu plus élaboré (de cidre, de xérès, balsamique, etc.), une huile à la saveur corsée (d'olive, de noix, de noisette, etc.), ou en ajoutant des herbes (persil, ciboulette, estragon, etc.) ou des épices (curry, piment, etc.).

Sauce vinaigrette classique (3 personnes)

1 cuillère à café de moutarde
1 ou 2 cuillères à soupe de vinaigre
3 cuillères à soupe d'huile
Sel, poivre.

Mélanger la moutarde avec le sel et le poivre. Ajouter le vinaigre, mélanger, puis ajouter l'huile et mélanger à nouveau.

Les recettes de sauces que nous vous proposons ensuite sont très pauvres en lipides et ne sont donc pas considérées comme des matières grasses. Vous pouvez les utiliser pour accompagner votre repas sur le pouce du déjeuner, ou votre entrée du soir sans pour autant vous priver de matières grasses dans le plat principal du dîner.

Sauce au yaourt (2 personnes)

1/2 yaourt
1 cuillère à café de moutarde à l'ancienne
1 cuillère à café de vinaigre balsamique
Sel, poivre.

Mélanger tous les ingrédients. Assaisonner.

☞ **Notre proposition :**

Vous pouvez servir cette sauce avec des légumes crus, par exemple des carottes râpées, des tomates ou du concombre en rondelles.

Sauce verte (2 personnes)

50 g de fromage blanc à 20 % de matière grasse (1/2 pot de 100 g)
1 cuillère à soupe de jus de citron
1 cuillère à café de moutarde
1 cuillère à soupe de lait demi-écrémé
Herbes aromatiques (aneth, ciboulette, persil, menthe, basilic)
Sel, poivre.

Ciseler finement les herbes, et les mélanger aux autres ingrédients. Assaisonner.

☞ Notre proposition :

Vous pouvez servir cette sauce avec une salade composée ou, à l'apéritif, avec des bâtonnets de légumes (carottes, chou-fleur, radis, céleri, fenouil, etc.).

Sauce piquante (2 personnes)

1 jaune d'œuf
1 cuillère à café de moutarde
1 cuillère à café de curry en poudre
1 cuillère à café d'eau
Quelques gouttes de tabasco
3 à 4 cuillères à soupe de lait demi-écrémé
Sel, poivre.

Mettre dans une casserole le jaune d'œuf, la moutarde, le curry, l'eau. Faire épaissir sur bain-marie en tournant sans arrêt. Quand le jaune a pris, retirer du feu et ajouter le lait et le tabasco. Assaisonner.

☞ Notre proposition :

Cette sauce est délicieuse, en entrée ou à l'apéritif, avec des légumes à la croque : carottes, radis, chou-fleur, tomates, céleri, fenouil.

Vinaigrette de légumes (4 personnes)

200 g de carottes
100 g de céleri branche
100 g de poivron rouge
100 ml de vinaigre (xérès, cidre, framboise, balsamique, etc.)
50 g de moutarde
Sel, poivre.

Laver et éplucher tous les légumes. Les passer dans une centrifugeuse pour en extraire le jus. Ajouter ensuite la moutarde, le vinaigre, et assaisonner.

☞ **Notre proposition :**

Cette sauce se marie bien avec les salades et les crudités.

Sauces pour les poissons chauds (pochés, cuits au micro-ondes, etc.)

Sauce au citron (2 personnes)

1 jaune d'œuf
1 cuillère à soupe de jus de citron
1 cuillère à soupe d'eau
1/2 yaourt ou 50 g de fromage blanc
Sel, poivre.

Mettre dans une casserole le jaune d'œuf, le citron et l'eau. Faire épaissir au bain-marie en tournant sans arrêt. Quand le jaune a doublé de volume, retirer du feu et ajouter le yaourt (ou le fromage blanc). Assaisonner.

☞ **Notre proposition :**

Vous pouvez servir cette sauce tiède avec un poisson poché, par exemple.

Sauce aux fines herbes (4 personnes)

125 ml de fumet de poisson
1 cuillère à café de Maïzena
200 g de fromage blanc (2 pots de 100 g)
Fines herbes hachées (ciboulette, aneth, persil, menthe, etc.)
Sel, poivre.

Délayer la Maïzena dans le fumet de poisson. Faire épaissir sur feu doux tout en remuant. Puis ajouter hors du feu le fromage blanc, les fines herbes, et assaisonner.

☞ **Notre proposition :**

Cette sauce s'accorde bien tiède avec un filet de poisson nature cuit à la vapeur, au micro-ondes ou au court-bouillon.

Sauces pour les poissons froids, les terrines de poissons ou de légumes

Coulis de tomate (4 personnes)

8 tomates
Herbes fraîches (menthe, basilic, estragon) hachées
Sel, poivre.

Enlever la peau et les pépins des tomates (voir page 183). Les mixer avec les herbes fraîches. Saler et poivrer.

☞ **Notre proposition :**

Ce coulis se déguste froid avec une terrine de poisson ou de légumes.

Sauce Gribiche (4 personnes)

1 œuf dur
2 cuillères à café de moutarde
1 cuillère à soupe de vinaigre
1 cuillère à soupe de yaourt nature
1 cuillère à soupe de persil haché
Cornichons hachés (3 à 4 de taille moyenne)
Sel, poivre.

Mouliner l'œuf dur. Ajouter ensuite la moutarde, le vinaigre, le yaourt, le persil et les cornichons. Assaisonner.

Comment enlever la peau et les pépins des tomates

Enlevez le pédoncule de la tomate avec un couteau pointu, et marquez une croix sur sa base. Plongez-la dans une casserole d'eau frémissante pendant une minute. Quand la peau commence à se détacher, retirez la tomate, égouttez-la et plongez-la dans de l'eau bien froide pour arrêter la cuisson. Laissez refroidir, puis enlevez délicatement la peau.
Vous pouvez ensuite concasser les tomates mondées : coupez chaque tomate en deux, pressez chaque moitié pour en extraire les pépins, puis coupez grossièrement les tomates en dés avec un grand couteau de cuisine. Cette concassée sert de base aux coulis et aux sauces tomates.
Si vous manquez de temps, vous pouvez aussi aller au plus rapide et utiliser des tomates entières pelées en conserve. Cette solution est un peu moins savoureuse mais donne aussi de bons résultats.

Sauce au fromage blanc et au raifort (4 personnes)

100 g de fromage blanc à 20 % de matière grasse (1 petit pot)
2 cuillères à soupe d'aneth (frais ou surgelé) haché
Le jus d'un demi-citron
1 cuillère à café de raifort râpé
Sel, poivre.

Mélanger tous les ingrédients. Assaisonner.

☞ **Notre proposition :**

Cette sauce est délicieuse en accompagnement du saumon fumé. Vous pouvez aussi confectionner une entrée originale et spectaculaire, et préparer pour chaque convive sur une petite assiette un fond d'artichaut froid surmonté d'un œuf poché, d'une tranche de saumon, le tout délicatement recouvert de cette sauce au raifort et décoré de quelques branches d'aneth frais.

Sauces pour les viandes grillées

Sauce bordelaise (4 personnes)

2 échalotes
1/2 verre de vin rouge
1 bouquet garni (branche de persil, thym et laurier ficelés)
1 verre de bouillon de viande dégraissé
1 cuillère à café de Maïzena.

Hacher les échalotes. Les faire réduire sur feu doux dans le vin rouge. Ajouter le bouquet garni, le bouillon de viande, et laisser cuire 10 minutes avec un couvercle. Passer ensuite la sauce dans une fine passoire, et mélanger avec la Maïzena préalablement délayée dans une cuillère à soupe d'eau froide.
Vous pouvez ensuite, au moment de servir, ajouter 10 g de beurre.

Sauces pour les volailles froides

Sauce « mayonnaise » (2 personnes)

1 jaune d'œuf
1 cuillère à café de moutarde à l'ancienne
1 cuillère à soupe d'eau
3 à 4 cuillères à soupe de lait demi-écrémé
Sel, poivre.

Mettre dans une casserole le jaune d'œuf, la moutarde et l'œuf. Faire épaissir sur bain-marie en tournant sans arrêt. Quand le jaune a pris, retirer du feu et ajouter le lait. Assaisonner.

Vinaigrette de tomate (4 personnes)

450 g de pulpe de tomate
100 ml de vinaigre (de vin, balsamique ou de xérès)
50 g de moutarde (3 belles cuillères à soupe)
2 cuillères à soupe d'herbes fraîches (basilic, persil, ciboulette, etc.) hachées
Sel, poivre.

Mélanger tous les ingrédients dans un saladier. Assaisonner.

Sauces pour les féculents et les légumes chauds

Sauce tomate (2 personnes)

6 tomates
2 oignons
3 gousses d'ail
Bouquet garni (branche de persil, thym, laurier ficelés).
Tabasco (facultatif).

Couper les tomates en petits morceaux. Émincer l'oignon, hacher les gousses d'ail. Dans une casserole à revêtement antiadhésif bien chaude, mettre les oignons émincés avec un peu d'eau et les laisser fondre 1 à 2 minutes. Ajouter ensuite les tomates, l'ail et le bouquet garni. Laisser cuire à couvert en remuant de temps en temps pendant environ 30 minutes. Vous pouvez ensuite choisir de la déguster telle quelle, avec des morceaux, ou de la mixer pour une consistance plus fluide. Cette sauce peut se consommer chaude, avec des pâtes fraîches, ou froide avec une volaille ou un poisson. Vous pouvez également y ajouter quelques gouttes de tabasco pour la rendre un peu pimentée.

Sauce Béchamel (4 personnes)

500 ml de lait demi-écrémé
40 g de Maïzena
Muscade
Sel, poivre.

Délayer petit à petit à froid, dans une casserole, la Maïzena dans le lait. Puis mettre sur feu doux et faire épaissir tout en remuant. Assaisonner avec le sel, le poivre, et la muscade.

☞ **Notre proposition :**

Vous pouvez napper vos légumes ou vos pâtes avec cette sauce, parsemer le tout de fromage râpé, et mettre au four chaud pendant environ 15 minutes pour faire gratiner.

Comment bien utiliser la Maïzena

La Maïzena doit toujours être délayée dans un peu de liquide froid (eau, lait, bouillon) avant d'être ajoutée dans une sauce chaude, sinon elle se transforme en grumeaux. Puis il faut la faire épaissir sur feu doux. Elle cuit rapidement, en quelques minutes, voire quelques secondes selon les quantités utilisées. Pour obtenir une sauce onctueuse, utilisez 20 g (soit une cuillère à soupe) pour 1/2 litre de liquide.

Les plats cuisinés : simplicité et saveur

Les recettes que nous vous proposons ici associent une portion de viande, de poisson ou d'œufs avec un légume vert, et ne contiennent pas de matière grasse. Vous pouvez les prévoir :

— soit telles quelles à votre repas léger cuisiné du midi,
— soit en plat principal de votre repas plus copieux du soir. Dans ce dernier cas, une suggestion de féculent d'accompagnement figure à la fin de chaque recette.

La matière grasse qui vous est conseillée le soir (l'équivalent de 10 g d'huile, voir page 68) peut être introduite à votre convenance :

— soit dans une vinaigrette classique, en accompagnement d'une éventuelle entrée de crudités ;
— soit pour cuisiner votre plat de viande, de poisson ou d'œufs : par exemple, en faisant revenir vos oignons ou cuire votre viande dans une cuillère à soupe d'huile ;
— soit en accompagnement de vos légumes ou de vos féculents : par exemple, une cuillère à soupe d'huile d'olive avec une poêlée de légumes, un filet d'huile de colza sur votre semoule ou sur vos pâtes, une cuillère à soupe de crème fraîche avec une cuillère à soupe de basilic haché sur vos pâtes fraîches, une noix de beurre sur votre riz créole, etc.

Pour chaque recette de plat cuisiné, nous vous suggérons une façon gourmande de l'agrémenter avec la quantité de matières grasses recommandée ; vous pouvez en choisir une autre si vous préférez.

Comment bien utiliser les bouillons de viande ou de légumes, et les fumets de poisson

Les bouillons cube et les fumets de poisson sont des mélanges aromatiques qui contiennent en général un exhausteur de goût, de l'oignon, des arômes, des épices et aromates, et des matières grasses végétales et/ou animales ; un mélange de légumes pour les bouillons de légumes et du poisson pour les fumets de poisson. Ils peuvent servir à la cuisson des légumes, des viandes, des poissons, et constituer une base dans de nombreuses sauces.

Mode d'emploi : Il est conseillé d'ajouter, pour la cuisson des légumes, des pâtes ou du riz, un cube de 10 g par 1/2 litre de cuisson ; et d'ajouter pour la confection d'une sauce un cube de 10 g par 1/4 litre de liquide. En ce qui concerne le fumet, 1 cuillère à café par personne est à délayer dans 100 ml de liquide.
Selon les marques (Knorr, Maggi ou Amora), ils apportent des quantités très variables de lipides :
— Les bouillons de poule ou de volaille (Knorr) apportent en général 2,8 g de lipides par tablette de 10 g, soit l'équivalent d'1/3 de cuillère à soupe d'huile.
— Certains bouillons de légumes sont plus gras et peuvent contenir jusqu'à l'équivalent des deux tiers d'une cuillère à soupe d'huile (bouillons de légumes Maggi, Secret d'arômes Knorr).
— Les moins gras, et donc les plus recommandés dans le cadre de votre projet minceur, sont les cubes de bouillons de poule dégraissés (Amora), les cubes de pot au feu dégraissé (Amora) et le court-bouillon en poudre (Maggi).

Les viandes

Bœuf braisé à la provençale (4 personnes)

400 g de bœuf à braiser
2 oignons
4 tomates
1/2 litre de pot au feu dégraissé (en cube)
4 gousses d'ail
Bouquet garni (branche de persil, thym, laurier ficelés)
Sel, poivre.

Couper le bœuf en gros cubes, émincer les oignons, hacher l'ail. Couper les tomates en gros tronçons.
Faire revenir les oignons émincés dans une cocotte, dans un fond d'eau. Puis ajouter le bœuf et le faire revenir sur toutes ses faces. Ajouter ensuite l'ail, les tomates, le bouquet garni, mouiller avec le bouillon de bœuf et assaisonner. Laisser mijoter environ 1 h 30 à feu doux.
À défaut de monder des tomates fraîches, vous pouvez utiliser des tomates entières pelées en conserve, ou des tomates concassées en conserve.

☞ Notre proposition :

- Les légumes présents dans la recette permettent tout juste de constituer une sauce. Vous devrez consommer à côté un légume associé à un féculent, comme, par exemple, des tomates à la provençale et des pâtes fraîches.
- Si vous choisissez d'accompagner ce plat de matière grasse, vous pouvez alors ajouter une cuillère à soupe d'huile d'olive par personne, soit dans la recette pour faire revenir les oignons, soit sur les tomates à la provençale avant de les enfourner, soit en filet sur les pâtes fraîches.

Rôti de veau aux carottes (4 personnes)

1 morceau de veau à rôtir d'environ 400 g
1 kilo de carottes
3 oignons
4 gousses d'ail
250 ml de bouillon de poule dégraissé (en cube)
Thym, laurier
Sel, poivre.

Faire revenir les oignons émincés dans une cocotte allant au four avec 2 cuillères à soupe d'eau pendant environ 5 minutes. Ajouter l'ail haché, le rôti de veau, et le faire revenir sur toutes ses faces. Puis ajouter les carottes en rondelles, le thym, le laurier et le bouillon de volaille. Saler et poivrer, et mettre au four chaud, thermostat 7, pendant environ 1 heure.

☞ **Notre proposition :**

▪ Vous pouvez accompagner ce veau aux carottes de lentilles ou d'un riz créole, cuit dans un bouillon de volaille dégraissé.
▪ Pour la matière grasse, vous aurez alors la possibilité d'ajouter soit une cuillère à soupe d'huile par personne dans la recette pour faire revenir les oignons, soit une noix de beurre (10 g) sur votre riz.

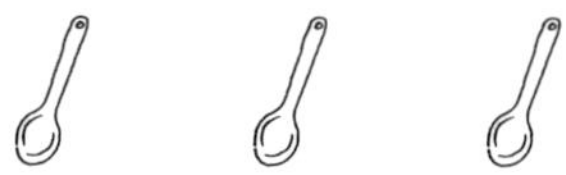

Escalope de veau aux pommes et aux endives (2 personnes)

2 escalopes de veau d'environ 100 g
1 pomme
4-5 endives
1 jus de citron
Sel, poivre.

Peler et couper la pomme en petits dés. Laver les endives, les couper en deux, ôter le cœur et les couper en tronçons d'environ 2 cm sur 2. Faire revenir dans une poêle à revêtement antiadhésif les escalopes de veau. Saler et poivrer, et ajouter les pommes, les endives et le jus de citron. Laisser cuire sur feu doux à couvert pendant environ 30 minutes.

☞ **Notre proposition :**

- Vous pouvez accompagner ce plat d'un riz créole ou de blé (pilpil, boulgour, Ebly).
- Si vous souhaitez y ajouter de la matière grasse, vous pouvez alors faire revenir les oignons et/ou la viande dans une cuillère à soupe d'huile d'arachide, ou bien verser sur vos endives cuites la même quantité d'huile de noix crue, ou alors intégrer cette matière grasse dans le riz et confectionner un riz pilaf : pour cela, couper un oignon en petits morceaux, le faire revenir dans une sauteuse avec une cuillère à soupe d'huile par personne, ajouter 1 volume de riz, bien mélanger dans la matière grasse, puis mouiller avec 1,5 volume d'eau. Saler, poivrer, couvrir, et laisser cuire jusqu'à absorption complète du liquide.

Rôti de veau au lait à la purée d'ail (4 personnes)

1 morceau de veau à rôtir d'environ 400 g
1/2 litre de lait demi-écrémé
10 à 25 gousses d'ail (soit 1 à 2 têtes d'ail)
Sel, poivre.

Faire bouillir le lait avec les gousses d'ail non épluchées, le sel et le poivre. Plonger alors le veau et laisser cuire à découvert pendant environ 30 minutes. À la fin de la cuisson, enlever la peau des gousses d'ail, mixer la chair, l'assaisonner, et la servir avec le veau.

☞ **Notre proposition :**

- Cette recette ne comporte pas de légumes. Vous pourrez la consommer avec un mélange de chou-fleur et de brocolis, et des pommes vapeur persillées ou des pâtes.

■ Si vous souhaitez ajouter de la matière grasse, vous pouvez servir ce plat avec une noix de beurre cru (soit 10 g) par personne ou une cuillère à soupe d'huile d'olive (ou de colza) crue, en filet sur les légumes et le riz.

Curry d'agneau (4 personnes)

500 g d'épaule d'agneau désossée
400 ml de lait demi-écrémé
2 oignons
1 pomme, 1 banane
2 cuillères à soupe de curry
Sel, poivre
Piment (facultatif).

Faire couper l'épaule d'agneau en morceaux par votre boucher. Émincer les oignons. Dans une cocotte à revêtement antiadhésif, faire revenir les morceaux d'agneau sur toutes leurs faces. Puis les retirer et faire revenir à la place les oignons émincés dans deux cuillères à soupe d'eau. Ajouter le curry (éventuellement le piment), bien mélanger, puis ajouter l'agneau, assaisonner, et enfin verser le lait. Laisser cuire à couvert sur feu doux pendant environ 1 heure. Pendant ce temps, peler les fruits. Couper les pommes en petits cubes, et la banane en rondelles. Au bout d'une heure de cuisson, ajouter les fruits à la viande, et laisser la cuisson se prolonger encore 30 minutes.

☞ Notre proposition :

■ Ce plat ne contient pas de légumes. Vous pouvez le servir accompagné de semoule ou de riz basmati avec des carottes en rondelles parfumées à la coriandre et au carvi.

■ Si vous voulez y ajouter de la matière grasse tout en accentuant la saveur, incorporez dans la sauce, au début de la cuisson, 15 g de noix de coco râpée par personne (donc 60 g pour les quantités énoncées ici pour 4 personnes). Sinon, vous pouvez aussi faire revenir les oignons, en utilisant une cuillère à soupe d'huile d'arachide par personne.

Tajine d'agneau (4 personnes)

500 g d'épaule d'agneau désossée
4 navets
4 carottes
250 g de haricots verts (frais ou surgelés)
2 oignons
500 ml + 250 ml de bouillon de poule dégraissé
Épices : 2 cuillères à café de piment doux en poudre, 2-3 pincées de piment fort, 2 cuillères à café de Raz el Hanout, 1 cuillère à café de cumin en poudre, 2 pincées de safran en filaments, 2 cuillères à soupe de gingembre frais haché, 1 cuillère à café de coriandre en grains, 1 bouquet de coriandre fraîche.

Cuire les haricots verts dans 500 ml de bouillon de poule. Réserver deux cuillères à soupe de bouillon dans un bol, et y mélanger toutes les épices (sauf la coriandre fraîche). Émincer les oignons. Couper l'agneau en gros cubes. Faire revenir l'agneau dans une cocotte à revêtement antiadhésif. Réserver sur une assiette. Faire ensuite revenir les oignons émincés. Remettre à cuire dans la cocotte l'agneau et toutes les épices. Mouiller avec 250 ml de bouillon de poule, couvrir et laisser cuire à feu doux 30 minutes. Pendant ce temps, couper les navets et les carottes en petits dés. Ajouter alors les navets, puis 30 minutes plus tard les carottes. Une demi-heure après, ajouter les haricots verts et la coriandre effeuillée et grossièrement hachée. Laisser cuire encore environ 30 minutes, et servir chaud.

☞ Notre proposition :

- Cette recette très parfumée et riche en légumes variés est délicieuse avec du riz basmati ou de la semoule.
- Si vous souhaitez y ajouter de la matière grasse, vous pouvez faire mariner les épices dans 4 cuillères à soupe d'huile d'olive (pour 4 personnes) au lieu d'utiliser du bouillon de poule.

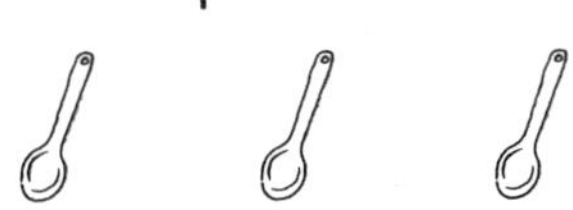

Brochettes de porc au gingembre (4 personnes)

400 g de filet mignon
4 cuillères à soupe de sauce soja
2 gousses d'ail
1 racine de gingembre frais
2 cuillères à café de moutarde
Sel, poivre.

Couper le porc en cubes. Éplucher le gingembre, et le hacher pour obtenir 2 cuillères à soupe. Éplucher et hacher l'ail. Mélanger dans un plat la moutarde, le soja, le gingembre, l'ail, le sel et le poivre. Y mettre les morceaux de porc et bien mélanger. Couvrir et laisser mariner au réfrigérateur pendant 24 heures. Le lendemain, enfiler les morceaux de porc sur des brochettes en bois, et cuire dans un plat au four chaud, thermostat 7, pendant 30 minutes, ou au micro-ondes pendant environ 3 minutes (mais surveillez, car la durée dépend de la puissance de votre appareil).

Notre proposition :

- Ce plat ne contient pas de légumes. Vous pouvez le consommer avec des épinards et du riz au citron confit : procédez comme pour le riz pilaf en utilisant une cuillère à soupe d'huile, et ajoutez pendant la cuisson un citron confit.
- Si vous n'utilisez pas de matière grasse pour faire cuire le riz, vous pouvez ajouter une cuillère à soupe d'huile par personne dans la marinade de la viande.

Pintade au chou (4 à 6 personnes)

1 pintade entière
1 chou frisé
4 gousses d'ail
4 échalotes
Sel, poivre.

Peler et hacher les gousses d'ail et les échalotes. Farcir la pintade avec ce mélange, la disposer dans un plat allant au four et mettre au four chaud, thermostat 8, pendant 1 heure. Émincer le chou vert, le cuire à la vapeur, à l'eau ou au micro-ondes. Servir la pintade découpée avec le chou et le hachis d'ail et d'échalotes.

Au micro-ondes : couper la pintade en morceaux. Émincer le chou vert, peler et hacher les gousses d'ail et les échalotes. Mettre le chou dans une grande cocotte avec un couvercle. Assaisonner et cuire au micro-ondes pendant environ 12 minutes. Si vous avez un plat à brunir, préchauffer le plat pendant 3 à 4 minutes, et faire dorer les morceaux de pintade. Puis les disposer dans un plat, ajouter les aromates (ail, échalotes, sel, poivre), couvrir, et cuire au micro-ondes pendant environ 10 minutes.

Notre proposition :

- Accompagnez ce plat de pâtes ou de pommes de terre cuites au four, dans leur peau.
- Si vous souhaitez y ajouter de la matière grasse, vous pouvez l'utiliser pour cuire votre chou à la cocotte (avec une cuillère à soupe d'huile par personne), ajouter une cuillère à soupe d'huile (par personne) pour la cuisson de la pintade au micro-ondes, ou encore servir vos pommes de terre ou vos pâtes avec 1 cuillère à soupe de crème fraîche à la ciboulette.

Poulet au citron (4 à 6 personnes)

1 poulet entier découpé
6 citrons
10 gousses d'ail
2 feuilles de laurier
Sel, poivre.

Presser les citrons, peler les gousses d'ail et les hacher. Mélanger le jus des citrons avec le hachis d'ail et le laurier. Assaisonner. Ajouter les morceaux de poulet, et laisser mariner au réfrigérateur pendant 24 heures. Vous pouvez ensuite cuire le poulet au barbecue si vous êtes en vacances, ou au four chaud, thermostat 8, pendant 45 minutes en arrosant fréquemment avec la marinade, ou dans une papillote, dans une casserole contenant un fond d'eau et avec un couvercle (même durée de cuisson).

☞ **Notre proposition :**

▪ Ce plat ne contient pas de légumes. Accompagnez-le d'une ratatouille et de riz ou de semoule.
▪ Vous pourrez alors ajouter de la matière grasse, soit dans la marinade du poulet (à raison d'une cuillère à soupe d'huile d'olive par personne), soit dans la ratatouille pour faire revenir les légumes (avec les mêmes quantités).

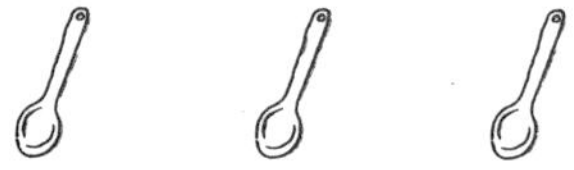

Poulet à l'indienne (6 personnes)

1 poulet entier découpé
1 racine de gingembre frais
3 yaourts natures
2 oignons
3 gousses d'ail
1 citron
10 feuilles de menthe
Épices : 1 cuillère à café de cannelle, 2 pincées de piment de Cayenne, 1 cuillère à café de grains de coriandre, 3 clous de girofle
2 pommes, 2 bananes
Sel, poivre.

Prélever le zeste du citron. Éplucher le gingembre et le hacher pour obtenir 4 cuillères à soupe. Éplucher les gousses d'ail et les hacher. Mélanger dans un plat les yaourts, le gingembre, l'ail, les épices, le citron, les feuilles de menthe hachées. Y mettre les morceaux de poulet et laisser mariner au réfrigérateur pendant 24 heures. Le lendemain, émincer les oignons, les faire revenir dans une cocotte à revêtement antiadhésif avec une cuillère à soupe d'eau, puis ajouter le poulet et sa marinade. Laisser mijoter à feu doux pendant environ 1 heure. Dix minutes avant la fin de la cuisson, ajouter les pommes épluchées et découpées en petits cubes et les bananes en rondelles.

☞ Notre proposition :

- Ce plat ne contient pas de légumes. Accompagnez-le d'un mélange de carottes et navets braisés, et de riz basmati.
- Vous pourrez alors ajouter de la matière grasse, soit en enrichissant votre marinade avec 6 cuillères à soupe de crème fraîche (pour 6 personnes), soit en faisant braiser vos légumes dans 6 cuillères à soupe d'huile d'arachide (ou en faisant moitié-moitié).

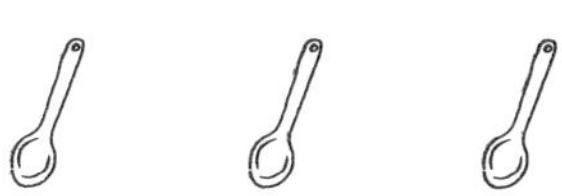

Lapin à la moutarde (2 personnes)

2 cuisses de lapin
2-3 cuillères à soupe de moutarde
250 ml de bouillon de poule dégraissé (en cube)
1 cuillère à soupe rase de Maïzena
2 échalotes
2 feuilles de laurier
Sel, poivre.

Émincer les échalotes. Les faire revenir dans une cocotte à revêtement anti-adhésif avec une cuillère à soupe d'eau. Ajouter ensuite les cuisses de lapin et le laurier. Mélanger la moutarde avec la Maïzena, puis diluer avec le bouillon de poule. Verser ce mélange dans la cocotte avec le lapin, assaisonner. Laisser cuire à couvert pendant 45 minutes.

☞ Notre proposition :

▪ Ce plat ne contient pas de légumes. Accompagnez-le de tomates à la provençale ou bien de ratatouille, et de pommes vapeur ou de pâtes fraîches.
▪ Si vous souhaitez compléter ce plat avec de la matière grasse, vous pourrez ajouter 1 cuillère à soupe de crème fraîche par personne (donc deux dans cette recette prévue pour deux personnes) pendant la cuisson du lapin, ou bien garder cette matière grasse pour la ratatouille ou les tomates à la provençale.

Les poissons

Filet de loup à l'aneth (2 personnes)

200 g de filet de loup
Aneth
Sel, poivre.

Poser le poisson sur une assiette. Assaisonner, parsemer d'aneth (que vous pouvez choisir frais ou surgelé), couvrir avec une autre assiette, et cuire au four à micro-ondes, puissance maximale, environ 2 à 3 minutes (surveiller, car la durée peut varier en fonction de la puissance de votre appareil).

☞ Notre proposition :

- Ce plat ne contient pas de légumes. Il est délicieux avec des brocolis cuits à la vapeur et des pommes de terre persillées ou de la semoule.
- Si vous souhaitez ajouter de la matière grasse, vous pouvez verser une cuillère à soupe d'huile d'olive par personne sur le poisson avant cuisson, ou servir le riz et les brocolis avec une noix de beurre (par personne).

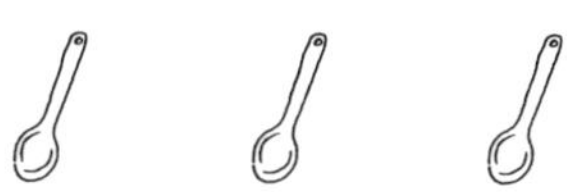

Saumon entier au curry (4 personnes)

1 saumon entier d'un kilo environ
3 cuillères à soupe de curry
Sel, poivre.

Faire vider votre saumon par votre poissonnier. Puis tartiner l'intérieur du saumon avec le curry, saler et poivrer, et cuire au four chaud, thermostat 7, pendant environ 30 minutes.

☞ Notre proposition :

- Ce plat ne contient pas de légumes. Accompagnez-le de brocolis cuits à la vapeur ou de carottes, et de pommes vapeur persillées. Vous pouvez aussi le consommer froid et l'accompagner alors d'une salade verte et de pommes vapeur ou de pâtes.
- Si vous souhaitez ajouter de la matière grasse, servez votre poisson avec un beurre citronné (faire fondre 10 g de beurre par personne et mélanger avec du jus de citron), ou bien ajoutez une noix de beurre cru sur les brocolis et les pommes de terre ou les pâtes, ou bien faites une vinaigrette classique avec une cuillère à soupe d'huile par personne, et servez-la avec la salade verte.

Papillote de sole aux petits légumes (2 personnes)

200 à 300 g de filets de sole
6 carottes
3 navets
4 échalotes
Aneth, sel, poivre.

Laver et peler les carottes, les navets et les échalotes. Les râper grossièrement. Disposer chaque filet de sole sur un carré de papier aluminium. Recouvrir avec le mélange de légumes. Ajouter quelques brins d'aneth, assaisonner et fermer la papillote. Mettre dans un plat contenant 1 cm d'eau chaude, puis au four préchauffé, thermostat 6, pendant environ 30 minutes. Vous pouvez aussi la cuire dans une casserole contenant un fond d'eau, avec un couvercle.

☞ **Notre proposition :**

- Accompagnez ce plat de pommes vapeur ou de riz.
- Si vous souhaitez ajouter de la matière grasse, versez une cuillère à soupe de crème fraîche ou une cuillère à soupe d'huile d'olive dans chaque papillote, ou bien servez vos féculents avec une noix de beurre par personne ou une cuillère à soupe de crème fraîche à l'aneth.

Filet de morue au lait (2 personnes)

200 g de filet de morue
1/2 litre de lait
Sel, poivre.

Faire dessaler la morue la veille (la laisser tremper dans plusieurs bains d'eau successifs). Amener le lait à ébullition avec le sel et le poivre. Plonger le poisson et laisser frémir environ 20 minutes.

☞ **Notre proposition :**

- Ce plat ne contient pas de légumes. Vous pouvez l'accompagner de courgettes et de semoule ou de pommes de terre cuites à la vapeur.
- Si vous souhaitez y ajouter de la matière grasse, vous pouvez servir votre plat avec une noix de beurre par personne, à partager entre le poisson, les féculents et les légumes.

Saumon grillé à l'unilatéral (2 personnes)

200 g de filet de poisson avec sa peau
Gros sel.

Bien faire chauffer une poêle à revêtement antiadhésif. Ajouter une poignée de gros sel au fond, puis y déposer le poisson, la peau contre la poêle. Laisser cuire avec un couvercle environ 30 minutes.

☞ **Notre proposition :**

- Ce plat ne contient pas de légumes. Il se marie très bien avec des carottes vichy et des lentilles. Faire cuire ces dernières dans de l'eau avec un oignon piqué avec des clous de girofle.
- Si vous souhaitez ajouter de la matière grasse, vous pouvez servir les carottes avec une noix de beurre (par personne) ou cuire les lentilles avec une cuillère à soupe d'huile (par personne). Le saumon se suffit à lui-même, car ce mode de cuisson lui fait garder tout son moelleux.

Terrine aux deux poissons (12 personnes)

600 g de filets de saumon
600 g de filets de colin
1 œuf + 3 blancs
300 g de fromage blanc à 20 % de MG
Aneth
Sel, poivre.

Mixer la chair de saumon avec 150 g de fromage blanc. Incorporer 2 blancs d'œuf montés en neige. Saler et poivrer. Mixer la chair de colin avec les 150 g restant de fromage blanc et l'aneth. Ajouter le jaune d'œuf et le dernier blanc monté en neige. Saler et poivrer. Verser dans un moule à cake à revêtement antiadhésif la préparation à base de saumon, puis ajouter celle à base de colin. Faire cuire dans un four préchauffé, thermostat 6, dans un bain-marie, pendant environ 1 heure.

☞ Notre proposition :

▪ Cette terrine est délicieuse avec un coulis de tomate, une sauce cocktail ou une sauce gribiche (voir page 183). Vous pouvez la consommer aussi bien tiède que froide. Le coulis de tomate ne peut être considéré comme un légume à part entière. Aussi, nous vous proposons d'accompagner cette terrine de pommes vapeur et d'une salade composée (salade verte, carottes râpées et haricots verts).

▪ Si vous souhaitez y ajouter de la matière grasse, vous pouvez alors accompagner votre salade d'une vinaigrette classique (voir page 179) ou vos pommes vapeur d'une noix de beurre.

Filet de cabillaud aux échalotes et à la moutarde (2 personnes)

200 g de filets de cabillaud
4 échalotes
1 cuillère à soupe de moutarde
2 cuillères à soupe de jus de citron
50 g de fromage blanc à 20 % MG (1/2 pot de 100 g)
Sel, poivre.

Hacher les échalotes. Les mettre dans une casserole avec une cuillère à soupe d'eau, et les faire réduire jusqu'à ce qu'elles deviennent translucides. Mélanger le fromage blanc avec la moutarde et le jus de citron ; assaisonner. Mettre la réduction d'échalotes au fond d'un plat allant au four. Déposer dessus les filets de poisson, et napper avec la sauce au fromage blanc. Mettre au four préchauffé, thermostat 6, pendant environ 15 minutes.

☞ Notre proposition :

- Ce plat ne contient pas de légumes. Nous vous suggérons de l'accompagner de tomates à la provençale et de blé d'Ebly.
- Si vous souhaitez y ajouter de la matière grasse dans le cadre de votre plat principal du soir, vous pouvez, par exemple, remplacer le fromage blanc par 2 cuillères à soupe de crème fraîche (soit 60 g pour deux personnes), ou bien ajouter une cuillère à soupe d'huile d'olive sur vos tomates à la provençale, ou alors cuire votre blé à la pilaf : pour cela, faites-le revenir avec deux cuillères à soupe d'huile (pour deux personnes) et un oignon haché, puis ajoutez une fois et demie le volume de blé en eau. Salez, poivrez, couvrez, et laissez cuire environ 30 minutes.

Les œufs

Œufs cocotte à la ciboulette (2 personnes)

4 œufs
Ciboulette
Sel, poivre.

Ciseler finement la ciboulette. Casser les œufs, et en disposer deux par ramequin allant au four. Saler, poivrer, et parsemer de ciboulette. Mettre au four chaud, thermostat 6, pendant environ 15 minutes.

☞ **Notre proposition :**

▪ Ce plat ne contient pas de légumes. Accompagnez-le d'épinards ou de brocolis et de riz créole ou de semoule.
▪ Si vous souhaitez y ajouter de la matière grasse, vous pouvez alors mélanger une cuillère à soupe de crème fraîche par personne, soit dans vos épinards, soit dans votre œuf cocotte avant de l'enfourner. Vous pouvez aussi servir le riz ou la semoule avec une noix de beurre.

Œufs cocotte au jambon (2 personnes)

4 œufs
50 g de jambon cuit
Sel, poivre, muscade.

Couper le jambon en petits dés. Casser les œufs, et en disposer deux par ramequin allant au four. Assaisonner avec le sel, le poivre et la muscade. Faire cuire 1 minute au micro-ondes (surveiller la cuisson, car sa durée peut varier en fonction de la puissance de votre appareil).
Vous pouvez aussi réaliser cette recette avec du saumon fumé, et d'autres épices (curry, paprika, safran, quatre épices, cannelle, etc.).

☞ **Notre proposition :**

▪ Ce plat ne contient pas de légumes. Accompagnez-le d'épinards, ou de brocolis, et de blé (pilpil, boulgour ou Ebly).
▪ Si vous souhaitez y ajouter de la matière grasse, vous pouvez alors mélanger une cuillère à soupe de crème fraîche par personne, soit dans vos épinards, soit dans votre œuf cocotte avant de l'enfourner. Vous pouvez aussi servir le blé et les brocolis avec une noix de beurre.

Omelette à la tomate et aux oignons (2 personnes)

4 œufs
4 tomates
3 oignons
Sel, poivre.

Mélanger les œufs dans un bol, saler et poivrer. Couper les tomates et l'oignon en rondelles. Faire chauffer une poêle à revêtement antiadhésif. Y ajouter les oignons avec deux cuillères à soupe d'eau pour éviter qu'ils accrochent, et laisser cuire environ 5 minutes, en remuant de temps en temps, jusqu'à ce qu'ils soient fondants. Puis verser les œufs. Répartir alors les tomates. Laisser cuire 1 à 2 minutes jusqu'à ce que l'omelette soit prise. Servir immédiatement.

☞ Notre proposition :

- Accompagnez ce plat de pâtes ou de blé (pilpil, boulgour ou Ebly) cuit à la créole.
- Si vous souhaitez ajouter de la matière grasse, vous pouvez alors faire revenir les oignons dans de l'huile d'olive ou d'arachide (1 cuillère à soupe par personne), ou bien verser un filet d'huile (l'équivalent d'une cuillère à soupe) crue sur le blé.

Piperade basquaise (2 personnes)

4 tomates
4 poivrons (2 rouges et 2 verts)
2 oignons
4 gousses d'ail
1 tranche de jambon fumé
3 œufs
Sel, poivre.

Couper les tomates en gros tronçons. Émincer les poivrons, les oignons et le jambon fumé, hacher les gousses d'ail. Dans une poêle à revêtement antiadhésif, faire revenir les oignons avec deux cuillères à soupe d'eau, puis ajouter les tomates, l'ail et les poivrons. Laisser mijoter à feu doux et à couvert pendant environ 45 minutes. Puis ajouter le jambon fumé, assaisonner. Au moment de servir, casser trois œufs entiers dans la préparation, mélanger le temps que les œufs cuisent, et servir immédiatement.

☞ Notre proposition :

- Accompagnez ce plat de pâtes ou de riz cuit à la créole.
- Si vous souhaitez y ajouter de la matière grasse, faites alors revenir les oignons dans 2 cuillères à soupe d'huile pour les quantités énoncées pour 2 personnes (soit une cuillère à soupe par personne). Ou bien, servez cette piperade avec un riz pilaf cuit avec la même quantité de matière grasse.

Les légumes

Tomates à la provençale (2 personnes)

4 belles tomates
1 botte de persil
2 biscottes
4 belles gousses d'ail.

Couper les tomates en deux. Hacher le persil et l'ail, réduire les biscottes en miettes et les mélanger au hachis. Parsemer les demi-tomates avec ce mélange, saler, poivrer et mettre au four sous le gril, thermostat 8, pendant 10 minutes.

☞ **Notre proposition :**

▪ Ce plat se marie bien avec les pâtes, les légumes, la semoule et le riz.
▪ Pour l'agrémenter de matière grasse, procédez de même, mais versez un filet d'huile d'olive sur les tomates avant de les enfourner (l'équivalent d'une cuillère à soupe par personne, donc pour 4 demi-tomates).

Ratatouille (2 personnes)

6 tomates
1 courgette de taille moyenne
1 aubergine
2 poivrons (1 rouge et un vert)
2 oignons
4 gousses d'ail
Bouquet garni (branche de persil, thym, laurier ficelés)
Origan, sel, poivre.

Couper les tomates[1] en gros tronçons. Couper la courgette, l'aubergine et les poivrons en dés. Émincer les oignons, hacher les gousses d'ail. Dans une cocotte à revêtement antiadhésif, faire revenir les oignons avec un peu d'eau, puis ajouter tous les légumes, le bouquet garni et l'origan. Saler et poivrer, et laisser mijoter à couvert pendant environ une heure. Les légumes doivent être fondants. Rectifier l'assaisonnement.
Vous pouvez utiliser également, pour gagner du temps, des tomates déjà concassées vendues dans le commerce.

☞ Notre proposition :

- Ce légume se marie bien avec de nombreux féculents : riz, pâtes, pommes de terre, blé, semoule.
- Pour réaliser cette recette avec de la matière grasse, choisissez de préférence l'huile d'olive. Prévoir 2 cuillères à soupe pour les quantités énoncées. Faire revenir alors chaque légume dans un peu d'huile, puis les retirer du feu : procéder de cette façon pour la courgette, l'aubergine, les poivrons et les oignons. Ensuite, remettre tous les légumes dans la cocotte, et ajouter en dernier les tomates, puis l'ail, les épices et le bouquet garni.

---

1. Si vous désirez ôter la peau des tomates, reportez-vous à la page 183.

Les potages

Les soupes glacées

Soupe glacée au concombre et à la tomate (4 personnes)

2 concombres
3 tomates
3 yaourts natures
15 feuilles de menthe fraîche
Sel, poivre.

Peler les concombres, les couper dans la longueur et ôter les graines avec une cuillère. Puis les mixer, ajouter les yaourts et la menthe hachée, assaisonner et mettre au réfrigérateur. Monder les tomates (enlever leur peau) : ôter leur pédoncule, les plonger une minute dans de l'eau bouillante ; quand la peau commence à se décoller, retirer les tomates et les plonger dans de l'eau fraîche pour les refroidir ; enlever la peau, les couper en deux et les presser pour extraire les pépins. Les couper en petits dés, et ajouter au concombre au moment de servir.

Soupe glacée à la tomate et au basilic (2 personnes)

6 tomates
10 feuilles de basilic
5 feuilles de menthe
Sel, poivre.

Monder les tomates : enlever leur pédoncule, les plonger une minute dans de l'eau bouillante ; quand la peau commence à se décoller, retirer les tomates et les plonger dans de l'eau fraîche pour les refroidir ; enlever la peau, les couper en deux et les presser pour extraire les pépins. Les mixer avec les herbes fraîches, assaisonner et servir très frais.

Soupe glacée au melon (2 personnes)

1 beau melon
100 g de fromage blanc à 20 % MG
1 cuillère à soupe de porto
10 feuilles de menthe fraîche
Sel, poivre.

Couper le melon en deux, ôter les pépins et prélever la chair. Mixer la chair de melon avec la menthe fraîche et le fromage blanc. Ajouter le porto, assaisonner, et servir bien frais.

Les potages chauds

Potage crécy (4 personnes)

4 carottes
1 courgette
2 navets
1 branche de céleri
Cerfeuil
Sel, poivre.

Laver et éplucher les légumes. Les couper en petits morceaux, et les plonger dans une casserole d'eau froide. Faire cuire sur feu doux pendant environ 40 minutes. Ensuite, mixer les légumes, ajouter plus ou moins de bouillon pour obtenir la consistance de votre choix, assaisonner et servir avec du cerfeuil effeuillé.

Crème de champignons (4 personnes)

1 litre d'eau
400 g de champignons de Paris
2 cuillères à soupe de Maïzena
200 ml de lait demi-écrémé
Sel, poivre.

Laver et éplucher les champignons. Les plonger dans l'eau froide et laisser cuire à couvert pendant environ 30 à 40 minutes. Passer les champignons au moulin à légumes, assaisonner. Délayer la Maïzena dans le lait froid, puis ajouter aux champignons mixés et faire épaissir sur feu doux. Vous pouvez réaliser cette crème de légumes avec du chou-fleur, des épinards, des tomates, des blancs de poireaux, etc.

Potage aux légumes et au cerfeuil (4 personnes)

2 poireaux
2 navets
2 carottes
200 g de haricots verts
1 branche de céleri
1 oignon
Cerfeuil
Sel, poivre.

Laver, éplucher et couper les légumes en petits morceaux. Les plonger dans une casserole d'eau froide, faire cuire à couvert pendant environ 40 minutes. Puis mixer les légumes (vous pouvez aussi les hacher grossièrement pour garder des morceaux), assaisonner, et ajouter du bouillon à convenance pour obtenir une consistance plus ou moins liquide. Ajouter du cerfeuil au moment de servir.

Les desserts

Flan aux poires (4 personnes)

250 ml de lait demi-écrémé
2 œufs
2 poires
1 gousse de vanille
2 cuillères à soupe d'édulcorant en poudre supportant la chaleur (Kara).

Faire infuser la gousse de vanille dans le lait bouillant. Peler, épépiner et couper les poires en petits cubes. Les disposer dans un plat légèrement huilé allant au four. Mélanger le lait infusé, les œufs et l'édulcorant. Verser sur les poires et faire cuire au four, thermostat 6, pendant 30 minutes. Vous pouvez réaliser ce flan avec d'autres fruits : pommes, cerises, prunes, etc.

Fruits pochés (2 personnes)

300 g de fruits (2 poires ou 2 pommes ou 4 abricots ou 4 prunes ou cerises ou 3 rondelles d'ananas frais)
1 bâton de vanille
1 cuillère à soupe de cannelle, de muscade
1 citron
1 cuillère à soupe d'édulcorant en poudre.

Faire bouillir un quart de litre d'eau avec les épices, la vanille et le jus de citron. Y pocher les fruits entiers pendant environ 10 minutes à feu doux.

Sucrer le jus légèrement refroidi avec l'édulcorant. Servir avec du fromage blanc parfumé à la cannelle, un lait vanillé. Vous pouvez aussi jouer dans l'originalité et utiliser de l'anis étoilé (ou badiane) qui donnera une saveur légèrement anisée à vos fruits.
Vous pouvez aussi obtenir des poires au vin rouge en remplaçant l'eau par un quart de litre de vin rouge, et en prolongeant la cuisson de 30 minutes.
Pour une cuisson plus rapide au micro-ondes : faire d'abord bouillir l'eau avec les épices pendant 2 à 3 minutes à la puissance maximale. Puis y plonger les fruits et recuire pendant encore 3 à 4 minutes. Procéder de même que précédemment.

Mousse à la banane (2 personnes)

2 bananes
100 g de fromage blanc à 20 % MG
1 blanc d'œuf
1 cuillère à soupe d'édulcorant en poudre.

Mixer les bananes avec le fromage blanc et l'édulcorant. Monter le blanc en neige, et l'incorporer délicatement au mélange précédent. Laisser prendre au réfrigérateur et servir bien frais.

Pomme au four aux framboises (2 personnes)

2 pommes
50 g de framboises
2 cuillères à café de cannelle
1 cuillère à soupe d'édulcorant en poudre supportant la chaleur (Kara).

Ôter le cœur des pommes en les gardant entières. Mélanger les framboises avec la cannelle et l'édulcorant. Garnir le cœur des pommes avec ce mélange, et mettre au four chaud, thermostat 6, pendant environ 30 minutes.

Milk-shake banane fraise (2 personnes)

1 banane
100 g de fraises
1 yaourt nature
100 ml de lait demi-écrémé
1 cuillère à soupe d'édulcorant en poudre.

Mixer tous les ingrédients. Sucrer avec l'édulcorant.

Banane pochée à l'orange (2 personnes)

2 bananes
2 oranges
Cannelle
1 gousse de vanille
1 cuillère à soupe d'édulcorant en poudre (facultatif).

Extraire le jus des oranges. Le verser dans une casserole et y ajouter les bananes coupées en deux dans la longueur, ainsi que la cannelle et la gousse de vanille. Faire cuire à feu doux pendant 20 minutes. À la fin de la cuisson, vous pouvez ajouter de l'édulcorant en poudre si vous le souhaitez.
Cette recette peut se déguster tiède ou froide. Vous pouvez aussi la réaliser avec d'autres fruits comme des pommes, des poires, des fraises, etc.

Fruits d'hiver à la cannelle (4 personnes)

1 pomme
1 poire
1 banane
1 orange
Cannelle.

Peler et couper les fruits en dés. Les répartir sur 4 carrés de papier aluminium, parfumer avec la cannelle, refermer les papillotes et mettre au four chaud, thermostat 6, pendant 30 minutes. Déguster tiède ou froid.

Salade d'agrumes à la menthe (3 personnes)

1 orange
1 pamplemousse
3 clémentines
Menthe fraîche.

Peler les fruits et prélever les quartiers (sans leur peau). Disposer sur 3 assiettes, et parsemer de menthe fraîche ciselée. Si la saveur est trop acide, vous pouvez ajouter de l'édulcorant en poudre.

Lait parfumé au thé (1 personne)

250 ml de lait demi-écrémé
1 sachet de thé
1 cuillère à café d'édulcorant en poudre (facultatif).

Amener le lait à ébullition. Hors du feu, faire infuser le thé quelques minutes. Sucrer ou non avec l'édulcorant.

Lait frais à la menthe (1 personne)

250 ml de lait demi-écrémé
5 feuilles de menthe fraîche
1 cuillère à café d'édulcorant en poudre (facultatif).

Amener le lait à ébullition avec les feuilles de menthe. Couvrir et laisser sur feu doux pendant environ 5 minutes. Puis laisser refroidir et servir très frais, sucré ou non avec de l'édulcorant en poudre.

Fromage blanc à la cannelle (1 personne)

100 g de fromage blanc à 20 % MG
1 cuillère à soupe de lait demi-écrémé
1 cuillère à café de cannelle
1 cuillère à café d'édulcorant en poudre (facultatif).

Faire bouillir le lait avec la cannelle. Laisser refroidir, puis incorporer au fromage blanc. Sucrer avec l'édulcorant en poudre.

Fromage blanc vanillé (1 personne)

100 g de fromage blanc à 20 % MG
1 cuillère à soupe de lait demi-écrémé
1 gousse de vanille
1 cuillère à soupe d'édulcorant en poudre (facultatif).

Couper la gousse de vanille en deux, et prélever les petits grains noirs. Faire bouillir le lait avec la gousse et les grains de vanille. Laisser refroidir, ôter la gousse, puis incorporer au fromage blanc. Sucrer avec l'édulcorant en poudre.

Bavarois à la vanille (4 personnes)

250 ml de lait demi-écrémé
200 g de fromage blanc à 20 % MG (2 pots de 100 g)
2 œufs entiers + 2 jaunes
1 gousse de vanille
5 feuilles de gélatine
Environ 4 cuillères à soupe d'édulcorant en poudre.

Mettre les feuilles de gélatine à ramollir dans un bol d'eau froide. Dans un saladier, fouetter les 4 jaunes d'œufs. Couper la gousse de vanille en deux. Amener le lait à ébullition avec la gousse de vanille. Verser alors le lait bouillant sur les jaunes d'œufs, mélanger, et remettre sur feu doux jusqu'à épaississement du mélange (celui-ci arrive généralement au moment où la mousse, qui se trouve à la surface, disparaît) en remuant constamment. Retirer ensuite la gousse de vanille. Hors du feu, ajouter la gélatine égouttée, le fromage blanc, et l'édulcorant. Battre les 2 blancs d'œufs en neige, les incorporer au mélange refroidi. Mettre dans un moule à manqué et laisser au réfrigérateur pendant une nuit.

☞ Notre proposition :

Ce bavarois est délicieux avec un coulis de fruits rouges (fraises, framboises ou myrtilles, mixées avec de l'édulcorant en poudre et éventuellement quelques feuilles de menthe fraîche). Vous pouvez aussi le réaliser avec du jus de citron à la place de la vanille : dans ce cas, ajouter à la fin, dans le mélange froid, le jus d'un citron.

De quelques aliments en particulier

Pain, sucre, chocolat, biscuits, sel : autant d'aliments qui posent souvent problème à qui souhaite perdre du poids. Sachez cependant qu'aucun aliment n'est interdit, même si je ne vous les conseille pas tous de la même façon dans votre programme pour maigrir. Connaissez mieux leurs qualités comme leurs inconvénients afin de savoir comment en profiter sans nuire à votre réussite.

Le pain

Un aliment noble à revaloriser

Pendant des siècles, dans la plupart de nos sociétés occidentales, l'homme a fait du pain un aliment quasi sacré et l'on considérait que « c'était un scandale que de manger des légumes et du lard sans manger du pain[1] ». Aujourd'hui, la diversité alimentaire dont nous disposons a fait perdre au pain la place centrale qu'il occupait dans la nourriture d'antan. Ce qui n'est pas forcément un bien.

Le pain est un aliment d'origine céréalière issu essentiellement de la farine de blé, mais également du seigle voire de l'avoine ou d'autres plantes apparentées (on trouve bien dans nos boulangeries le pain aux cinq voire aux sept céréales). Riche en glucides complexes, mais renfermant également des protéines et des vitamines du groupe B, il est proche des féculents, comme les pâtes, le riz, la semoule, la pomme de terre ou les légumes secs. On peut donc en consommer tout en restant mince et en forme.

---

1. Claude Thouvenot, *Le Pain d'autrefois*, Presses universitaires de Nancy, 1987.

Faut-il choisir un pain plutôt qu'un autre ?

Le pain complet, le pain de seigle, le pain aux céréales, le pain au son ou le pain intégral sont issus d'une farine qui n'a subi qu'un raffinage partiel, ce qui explique leur couleur foncée. De ce fait, ils conservent une partie des éléments provenant de l'enveloppe de la céréale, riche en minéraux, en vitamines et surtout en fibres. C'est pourquoi ils calment mieux l'appétit que les pains blancs, comme la baguette ou le pain de campagne et sont donc à privilégier dans le cadre de votre régime.

S'il vous est difficile de manger autre chose que du pain blanc, choisissez une baguette ou un pain de campagne pétris de façon traditionnelle, si possible au levain, de manière à ce que vous mettiez du temps à le mastiquer : un tel pain vous calera mieux que bon nombre de baguettes modernes, trop blanches et qui ont surtout tendance à fondre dans la bouche sans même que l'on ait besoin de les mâcher. Par ailleurs, lorsque vous prenez du pain blanc, il est particulièrement important que votre repas vous fournisse un aliment riche en fibres : un fruit au petit déjeuner, un légume au déjeuner et au dîner.

À quel moment manger du pain ?

On l'a dit, le pain fait partie de la même famille que les féculents, mais comparé à ceux-ci, il comporte quelques inconvénients dans le cadre de votre projet d'amaigrissement :

— il est plus concentré en calories et calme moins bien l'appétit,

— on a plus tendance à le manger de façon « automatique », sans vraiment suivre ses sensations de faim.

C'est pourquoi je vous conseille d'en consommer autant que vous le souhaitez au petit déjeuner, mais de l'éviter au déjeuner comme au dîner, tout du moins pendant votre phase active de perte pondérale. Après, en ce qui concerne votre stabilisation, vous pourrez sans problème le réintroduire (voir page 147).

Le sucre

Le plaisir du goût sucré

Le goût sucré joue un rôle primordial dans nos sensations et dans notre imaginaire alimentaire : celui du plaisir. Déjà dans l'utérus maternel, le fœtus apprécie les saveurs sucrées. Lorsqu'on injecte de l'eau sucrée dans le liquide amniotique où il baigne, le fœtus exprime sa satisfaction en accélérant ses mouvements de déglutition : il « boit » cette eau sucrée avec avidité. Cette attirance pour le sucré se prolonge après la naissance : le nouveau-né exprime un sourire de contentement lorsqu'on place sur ses lèvres une goutte d'eau sucrée.

Cette attirance pour le sucré a un intérêt réel pour le métabolisme du très jeune enfant. En pleine croissance et possédant peu de réserves, le nourrisson a besoin de recevoir souvent, par ses aliments, de l'énergie. Or, le goût sucré annonce la venue dans l'estomac, puis dans le sang, d'une énergie rapidement utilisable sous la forme d'un glucide rapide. À la satisfaction du goût correspond donc une satisfaction de l'organisme.

Les besoins en sucre

L'enfant plus âgé puis l'adulte possèdent des réserves d'énergie qui rendent moins urgente l'arrivée de calories. De plus, ils peuvent consommer de nombreux aliments non sucrés et pourtant sources d'énergie utile, en particulier les fruits et les féculents.

Il est donc possible de vivre en bonne santé sans jamais consommer d'aliments sucrés : l'organisme ne s'en porte pas plus mal. Peut-on pour autant vivre bien ? Pour la plupart d'entre nous, la réponse serait négative. En effet, l'attirance pour le sucré perdure généralement à l'âge adulte et il est difficile de concevoir un repas de fête sans un bon dessert... sucré.

Les édulcorants

Alors que le classique sucre de table, en poudre ou en morceaux, blanc ou roux, est riche en calories, les édulcorants procurent une saveur sucrée sans apporter autant d'énergie. Les aliments qui les emploient à la place du sucre présentent sur leur emballage la mention « light » (ce qui signifie « léger » en anglais) ou « sans sucre ». Les édulcorants sont également utilisables sous forme de poudre ou de comprimés, que chacun peut ajouter à ses boissons ou à ses desserts.

Le sucre et votre régime

Vous avez intérêt à éviter toute boisson sucrée, que ce soit un soda, un jus de fruits ou du sucre dans votre thé ou dans votre café, car le sucre dans une boisson perturbe les contrôles de la prise de nourriture. Si vous appréciez l'eau ainsi que le thé ou le café non sucrés, c'est sans doute la meilleure solution. Vous pouvez aussi consommer une boisson « light » (Coca, soda aux fruits, etc.) ou mettre un édulcorant dans votre thé ou dans votre café ; mais sans exagérer afin de ne pas « forcer » votre attirance pour le sucré.

Les différentes sortes d'édulcorants

— Le sorbitol, le xylitol ou le mannitol servent surtout à alléger les bonbons ou les chewing-gums ; sur l'emballage, ils figurent parfois sous l'appellation globale de « polyols ». Figure également la mention « sans sucre ». Cette appellation est trompeuse car ces édulcorants apportent 2,4 calories par gramme, soit une teneur qui est certes plus basse que celle du sucre classique (4 calories environ), mais qui n'est pas pour autant négligeable. *La consommation régulière de bonbons, de pastilles ou de chewing-gums sucrés aux polyols est donc déconseillée lorsqu'on souhaite maigrir.*

— En revanche, la saccharine et l'aspartame sont quasiment dépourvus d'énergie ; ils sont notamment utilisés pour les boissons « light » ainsi que dans les laitages aux fruits (yaourts ou fromages blancs) allégés.

Pour ce qui est du sucre dans un yaourt, dans une salade de fruits ou dans un dessert, l'inconvénient est moindre car le fait de manger un tel aliment en fin de repas ralentit l'assimilation du sucre ; ainsi, il participera mieux à votre rassasiement. C'est pourquoi, si vous savez vous contenter d'une à trois cuillères à café de sucre par jour, vous pouvez ne pas le supprimer ; en revanche, si vous en consommez plus, choisissez plutôt un édulcorant. Pour mieux savourer un yaourt nature ou du fromage blanc ou une salade de fruits, vous pouvez également remplacer le sucre par du miel ou de la confiture.

Le chocolat

Outre sa saveur très appréciée, le chocolat se caractérise par sa richesse en matières grasses et sa forte concentration calorique (un petit carré de 10 g apporte déjà près de 60 calories). Or ces deux caractéristiques favorisent la prise de poids en cas de consommation excessive et notamment de grignotages répétés.

Il est fréquent que les régimes amaigrissants accroissent l'attirance pour le chocolat ; à cela, deux causes :

— les régimes pauvres en glucides lents suscitent souvent une plus grande attirance vers les aliments sucrés,

— les régimes frustrants donnent envie de se consoler... avec cette délicieuse friandise.

En effet, de nombreuses personnes ressentent un mieux-être psychologique après avoir mangé du chocolat (voir tableau ci-contre).

Chocolat et mieux-être

Caractéristiques du chocolat à l'origine du mieux-être	Pourquoi le chocolat vous apaise	Quels aliments peuvent remplacer le chocolat
Le chocolat est riche en magnésium	Votre attirance est peut-être motivée par une carence à combler.	Essayez alors d'autres aliments riches en magnésium : légumes secs, céréales complètes, eaux minérales riches en magnésium (Contrexeville, Hépar, Vittel, etc.).
Le chocolat est riche en sucre	Le sucre déclenche la sécrétion d'insuline par le pancréas ; celle-ci a des propriétés apaisantes.	Préférez-lui des aliments sucrés mais moins gras : fruits secs, biscuits secs, tartine de miel ou de confiture, pain d'épice, etc.
Le chocolat est riche en phényl-éthylamine	Cette molécule se transforme dans le cerveau en sérotonine, qui stimule le moral.	Les glucides agissent aussi sur la sérotonine ; en mangeant plus de féculents (glucides lents), vous aurez sans doute moins de « fringales chocolatées ».
Le chocolat est source de plaisir	Les aliments savoureux déclenchent au niveau du cerveau la fabrication d'opiacés, petites molécules qui relaxent et soulagent le « blues ».	Le chocolat n'est pas votre seul aliment « plaisir » ; essayez les fraises, un yaourt, un sorbet, des biscuits secs ou encore une boisson comme un café, un thé, un soda light ou un verre de lait... chocolaté.

Avec un régime riche en glucides lents comme celui que je vous propose, il arrive souvent que le besoin de grignoter des aliments sucrés tels que le chocolat diminue car l'organisme « se sent bien » grâce à l'arrivée régulière de l'énergie des glucides lents. Cependant, si vous êtes particulièrement friand de chocolat, considérez-le alors comme un « extra », source de plaisir, et appréciez-le sans culpabilité. Lorsque vous en avez envie, prenez un morceau, et utilisez les conseils ci-dessous pour éviter que votre poids ne s'en ressente.

Chocolat :

Comment limiter consommation et prise de poids sans (trop) gâcher le plaisir

Établir des rites

Dégustez un morceau à la fin du déjeuner ou après le dîner, mais ne terminez pas une tablette en un après-midi.

Prolonger le plaisir

Plutôt que d'engloutir une tablette sans réel plaisir, laissez fondre un carré dans votre bouche.

Associer pain et chocolat

Plutôt que trois barres de chocolat, prenez-en une, mais entourée de deux tranches de pain complet.

Comprendre les effets du chocolat

Choisissez alors des aliments « plaisir » de substitution, moins gras et/ou moins denses en calories (voir tableau précédent).

« Vaut-il mieux manger du chocolat noir ou du chocolat au lait ? »

Laissez parler vos goûts : la seule différence nutritionnelle sensible entre les deux concerne le calcium, dont le chocolat au lait est trois fois plus riche. Ce n'est cependant pas avec lui que vous pourriez espérer couvrir vos besoins en calcium : il vous faudrait en manger au moins quatre tablettes par jour pour assurer vos besoins quotidiens ! Le chocolat noir est, pour sa part, plus riche en magnésium. Mais, contrairement au bruit qui court, il ne fait pas moins grossir que le chocolat au lait.

Une tablette moyenne de chocolat (100 g) vous apporte

	Chocolat noir	Chocolat au lait
Calories	520-560	520-560
Protéines (g)	4	7
Glucides (g)	58	56
Lipides (g)	30-35	30-35
Calcium (mg)	70	220
Magnésium (mg)	120	70

Les biscuits

Autre « must » des amateurs de grignotages sucrés, les biscuits, dont la facilité d'utilisation et la variété de saveurs expliquent le succès. Il en est des biscuits comme du chocolat : avec ce régime riche en glucides lents et que j'espère adapté à vos goûts ainsi qu'à vos habitudes, vous ressentirez moins le besoin d'en manger.

Lorsque vous en consommez, essayez de les intégrer à une réelle collation qui va permettre à votre organisme de mieux les comptabiliser dans le contrôle qu'il fait de ses entrées (ce que vous mangez) et de ses sorties (ce qu'il dépense) : une telle attitude facilitera votre perte de poids puis la stabilisation de votre nouveau poids.

- Commencez par choisir des biscuits relativement peu gras : Petits-beurre, biscuits à thé, biscuits cuillère, langues-de-chat, biscuits à la confiture, pain d'épice. Évitez, en revanche, les biscuits au chocolat ainsi que les sablés.
- Ensuite, consommez vos deux ou trois biscuits en même temps qu'un yaourt ou un fromage blanc et/ou qu'un fruit : l'association du biscuit avec les protéines du laitage et/ou les fibres et les glucides lents du fruit feront que votre organisme comptabilisera mieux cet apport dans son « bilan », ce qui vous amènera, spontanément, à manger un peu moins dans les heures ou les jours qui suivent.

Le sel

Comme l'annonce sa dénomination chimique, chlorure de sodium, le sel de cuisine est composé de deux éléments, le chlore, à 60 %, et le sodium, à 40 %. À l'état naturel, presque tous les aliments sont pauvres en sodium. Or, le sodium joue un rôle primordial dans l'organisme, en particulier au niveau de la circulation sanguine. L'homme, et les animaux, ont donc besoin de sel, ce qui explique notre attirance pour la saveur salée. En outre, le sel a la propriété de neutraliser la prolifération des microbes et la salaison a longtemps constitué un moyen répandu de conservation des aliments.

Les apports conseillés en sodium sont de 3 à 5 g par jour, mais nous en consommons habituellement de 8 à 15 g du fait de la richesse en sel de l'alimentation d'aujourd'hui. Des apports élevés en sel ont l'inconvénient d'élever la tension artérielle chez les individus dits « sensibles » au sel : cette sensibilité concerne un tiers des personnes souffrant d'hypertension artérielle chez lesquelles un régime pauvre en sel est utile pour normaliser la tension.

Manger trop salé risque, par ailleurs, de ralentir votre perte de poids, et ce par deux mécanismes :

- le sel augmente la rétention d'eau : attention donc si vous y êtes sujet,
- le sel ouvre l'appétit : on mange généralement plus qu'à sa faim lorsqu'on mange très salé ; c'est particu-

lièrement vrai des biscuits apéritifs ou des fruits secs salés (noisettes, cacahuètes, noix de cajou, etc.).

Mangez salé, mais sachez apprécier le sel avec modération : salez modérément vos plats en cours de cuisson et ne resalez pas de façon systématique à table. Goûtez le plat servi dans votre assiette avant de prendre la salière en main, appréciez les nuances de saveurs sans rechercher systématiquement le goût salé. Faites l'expérience de manger peu salé pendant un mois : au bout de cette période, les papilles du goût ont tendance à devenir plus sensibles à la saveur salée, à avoir besoin d'une moindre quantité de sel en bouche pour en retirer du plaisir.

Si votre organisme est particulièrement sensible au sel (rétention d'eau ou augmentation de l'appétit), les conseils qui suivent vous aideront à réduire en douceur votre consommation.

Comment réduire le contenu en sel de votre nourriture

Cuisiner sans sel
Remplacez-le par des herbes ou des aromates.

Éviter les plats cuisinés et les sauces du commerce
Ils sont habituellement très salés.

Limiter le sel à table
Choisissez une salière à petits trous.
Goûtez toujours avant de saler.

Choisir des aliments pauvres en sel
Préférez les surgelés aux conserves, les yaourts ou le fromage blanc aux fromages, les viandes ou les volailles aux charcuteries, etc.

Table des matières

Ouvrage publié sous la responsabilité éditoriale
de Catherine MEYER

CET OUVRAGE A ÉTÉ REPRODUIT
ET ACHEVÉ D'IMPRIMER SUR ROTO-PAGE
PAR L'IMPRIMERIE FLOCH À MAYENNE
EN MAI 1999

N° d'impression : 46243.
N° d'édition : 7381-0679-5.
Dépôt légal : février 1999.

Imprimé en France.